단 한 번의 시술을 한다면 비너스 달걀주사

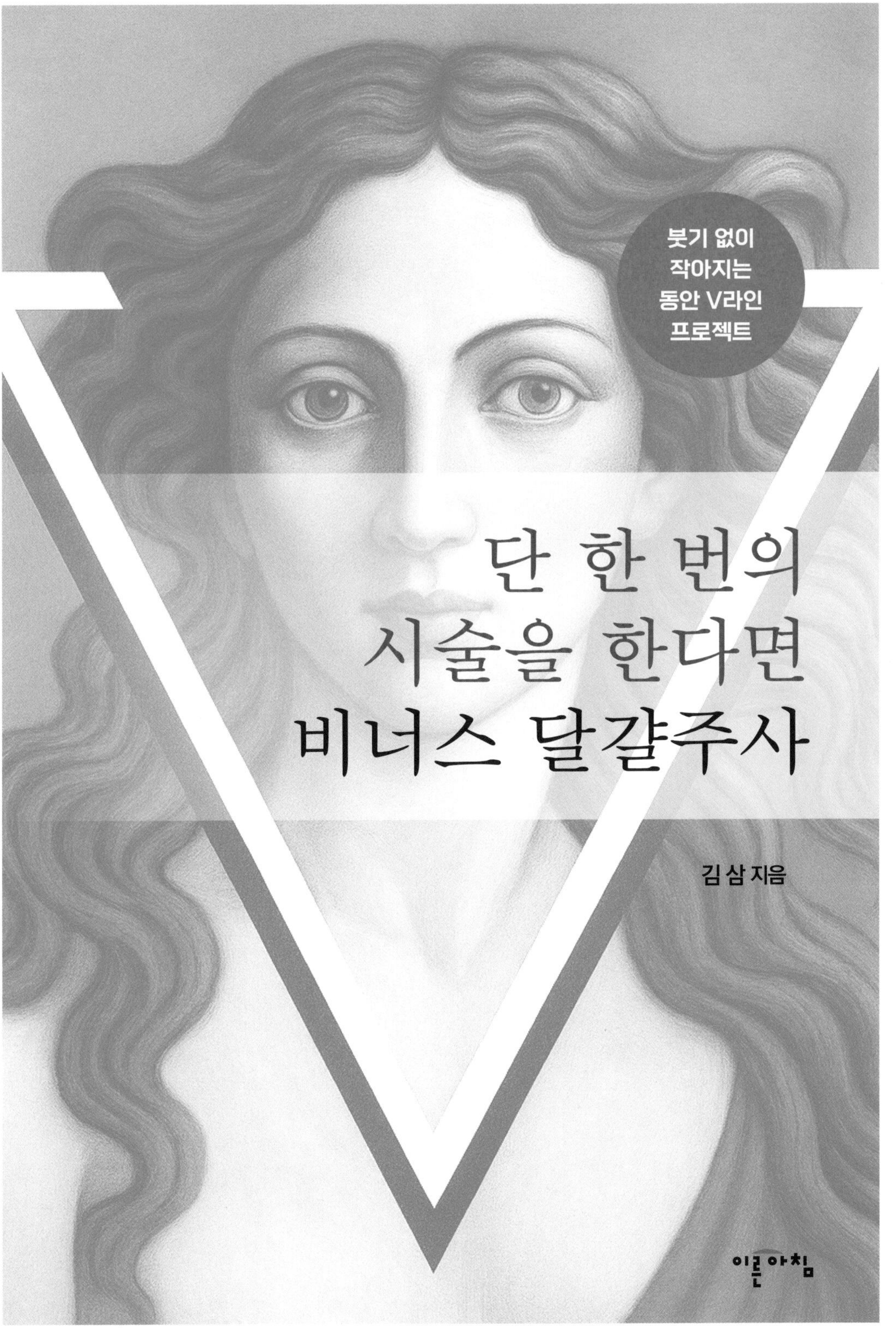

붓기 없이
작아지는
동안 V라인
프로젝트

단 한 번의 시술을 한다면 비너스 달걀주사

김 삼 지음

이른아침

왜 수술이 아닌 '시술'인가

단순한 윤곽주사가 아닌 의약품 조성물 특허로 검증된
비너스 달걀주사

특허번호 10-1824450

"작은 얼굴"은 더 이상 연예인들만의 전유물이 아닙니다. 예전에는 방송 화면 속에 등장하는 배우나 모델들에게만 허용된 듯 보였던 '작고 갸름한 얼굴'이 이제는 누구나 일상 속에서 꿈꾸고, 또 충분히 실현할 수 있는 아름다움의 기준이 되었습니다. 이는 단순한 외모 트렌드의 변화를 넘어서, 우리 사회 전반에 걸쳐 '자연스러움'과 '부담 없는 변화'를 추구하는 미용 철학이 자리잡고 있음을 보여주는 현상이라 생각합니다.

그리고 그 중심에는 '비수술적 미용 시술'이라는 변화가 있습니다. 기존의 수술 중심의 접근 방식에서 벗어나, 통증과 회복 시간에 대한 부담을 최소화하면서도 눈에 띄는 효과를 기대할 수 있는 방법들이 빠르게 자리잡고 있습니다. 이제는 미용 시술도 일상적인 자기관리의 연장선상에서, 피부과나 성형외과를 편하게 찾는 시대가 되었습니다.

성형외과의 영역 역시 이러한 흐름에 발맞춰 빠르게 변화하고 있습니다. 단순히 눈, 코의 형태를 바꾸는 것을 넘어, 전체적인 인상과 조화를 고려한 맞춤형 미용 전략이 주목받고 있습니다. 저는 오랜 시간 현장에서 수많은 환자들과 마주하며, "작은 얼굴"이라는 하나의 미적 목표를 넘어서, 그 사람이 가진 고유한 매력을 어떻게 자연스럽게 살려낼 수 있을지에 대한 고민을 계속해 왔습니다. 그리고 그 고민의 결과물이 바로 이 책에서 소개할 '비너스 달걀주사' 입니다.

'비너스 달걀주사'는 단순한 윤곽주사로 오해되기 쉽지만, 실은 훨씬 더 복합적이고 정교한 작용을 기반으로 한 시술입니다. 이 시술의 핵심은 '선택적 지방 조절'과 '콜라겐 재생 자극'이라는 두 축입니다. 단순히 볼살이나 턱 주변의 지방을 무작정 줄이는 것이 아니라, 개개인의 얼굴형과 피부 상태에 맞추어 필요한 부위의 과잉 지방을 섬세하게 조절하고, 동시에 피부 진피층에 자극을 주어 콜라겐 생성을 유도함으로써 피부 탄력을 끌어올리는 것입니다.

이러한 작용을 통해 '작은 얼굴'과 '탄력 있는 동안 피부'를 동시에 실현할 수 있으며, 수술 없이도 자연스럽고 눈에 띄는 인상 변화를 이끌어낼 수 있다는 것이 바로 비너스 달걀주사의 가장 큰 장점입니다. 특히, 빠른 일상 복귀가 가능하고, 시술 과정에서의 불편함이 적다는 점에서 바쁜 현대인들에게도 매우 적합한 솔루션이 될 수 있습니다.

수술이 부담스럽거나, 단시간에 인위적인 변화를 원하지 않는 분들, 혹은 점진적이고 자연스러운 리프팅 효과를 기대하시는 분들에게 저는 이 시술을 통해 새로운 미용의 패러다임을 소개해 드리고자 합니다. 비너스 달걀주사는 단지 외모를 바꾸기 위한 수단이 아니라, 자신에 대한 긍정적인 확신과 자신감을 회복하게 도와주는 시작점이 될 수 있습니다.

지금까지의 성형이 외적 변화에 초점을 맞췄다면, 앞으로의 미용의학은 내면의 아름다움과 조화를 이루는 방향으로 진화할 것입니다. 우리는 더 이상 단편적인 '변화'만을 추구하지 않습니다. 얼굴의 조화, 표정의 부드러움, 그리고 전체적인 분위기 속에서 자연스럽게 드러나는 아름다움. 이것이 바로 제가 지향하는 미용의학의 철학입니다.

이 책은 단순한 시술 소개서를 넘어, 수많은 사람들의 고민과 질문, 그리고 변화를 향한 용기에 대한 답이자 제안입니다. 제가 진료실에서 직접 만나온 수많은 환자분들과의 대화를 통해 축적된 경험을 토대로, 보다 실질적이고 현실적인 조언을 담아냈습니다.

여러분이 이 책을 통해 자신에게 맞는 방향을 찾고, 보다 건강하고 만족스러운 아름다움을 향해 나아가는 데 도움이 되기를 진심으로 바랍니다. 이 책이, 당신만의 미용 여정의 든든한 동반자가 되어 드릴 수 있기를 바랍니다.

- 의학 박사 / 성형외과 전문의 **김 삼**

차 례

제1장

우리는 왜 외모에 끌리는가

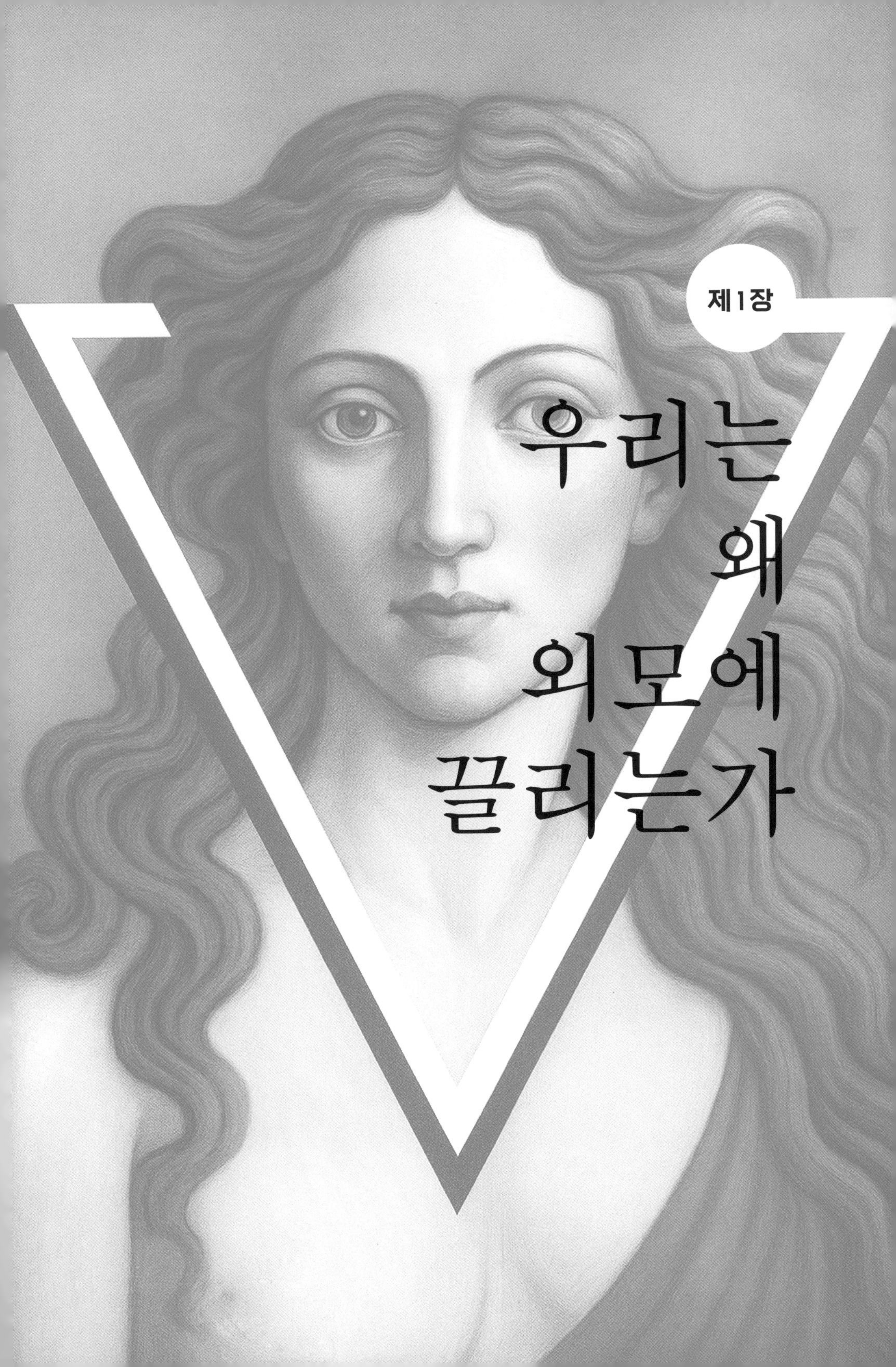

1-1

첫인상의 힘

외모는 단순히 시각적인 인상을 넘어서, 개인의 정체감과 일상 속 자신감에 큰 영향을 미칩니다. 스스로의 외모에 만족할 때 우리는 보다 자연스럽고 안정된 태도를 취하게 되며, 반대로 작은 불만족이 반복되면 일상적인 관계나 감정에도 영향을 미칠 수 있습니다. 거울 속 자신의 모습이 유독 마음에 들지 않는 날은, 단순히 외적인 불편함을 넘어 하루 전체의 분위기까지 좌우하는 경우가 적지 않습니다.

하지만 중요한 사실은, 외모는 고정된 것이 아니라는 점입니다. 건강한 식습관, 꾸준한 운동, 자신에게 어울리는 스타일을 찾아가는 노력은 의외로 많은 변화를 이끌어냅니다. 삶의 리듬을 개선하고 생활의 중심을 '나 자신을 돌보는 시간'으로 조금씩 옮겨가는 것만으로도 외적인 인상뿐 아니라 정서적 안정감에도 긍정적인 영향을 줍니다.

실제로 외모가 개선되면 기분 또한 자연스럽게 변화하는 것을 자주 목격하게 됩니다. “요즘 내 모습, 조금 마음에 들어”라는 인식은 곧 표정의 부드러움, 말투의 여유, 그리고 사회적 상호작용에서의 자신감으로 이어집니다. 외모 관리와 자기 돌봄이 단지 겉모습을 위한 수단이 아니라, 자존감의 토대를 다지는 과정이 될 수 있다는 의미입니다.

그러나 외모만을 자존감의 유일한 근거로 삼을 경우, 쉽게 흔들릴 수 있는 위험도 동반됩니다. 외부의 평가에 지나치게 민감해지고, 누군가의 칭찬 한마디에 기분이 들뜨거나 반대로 무심한 말 한마디에 깊은 낙담을 겪는 상황도 흔하게 나타납니다. 그래서 보다 중요한 것은 ‘내면의 자존감’입니다. 이는 외모와는 별개로, 스스로에 대해 긍정적인 인식과 존중을 유지할 수 있는 정신적인 기반입니다. 내가 어떤 사람인지, 어떤 노력과 과정을 거쳐왔는지를 스스로 인정하고 지지해주는 내면의 태도는 외적인 조건보다 훨씬 안정적인 자기 확신을 제공합니다.

오늘날 외모가 사회적 인상 형성에 일정 부분 영향을 미치는 것은 부인할 수 없는 현실입니다. 단정하고 조화로운 인상은 첫 만남에서 긍정적인 이미지를 형성하는 데 기여할 수 있으며, 이는 곧 자신감 향상과 사회적 기회와도 연결될 수 있습니다. 그렇기에 외모 개선을 위한 시술이나 성형

수술을 선택하는 분들이 늘고 있으며, 실제로 만족스러운 결과를 통해 삶의 질이 향상되었다는 피드백 또한 적지 않습니다.

성형수술은 외모에 변화를 줄 수 있는 하나의 유효한 선택지일 수 있습니다. 그러나 모든 문제를 해결해주는 만능 해법은 아닙니다. 기대한 결과가 나오지 않거나, 겉모습은 바뀌었지만 내면 깊숙한 곳에 자리한 불안감이나 낮은 자존감이 여전히 남아 있는 경우도 적지 않습니다. 그렇기에 외적인 변화만큼이나 내면의 성숙과 회복 또한 병행되어야 진정한 만족감을 경험할 수 있습니다.

'더 예뻐지고 싶다'는 욕구는 충분히 자연스러운 감정입니다. 이는 단순한 허영이 아닌, 나를 아끼고 돌보고자 하는 본능적인 표현일 수 있습니다. 하지만 외적인 변화를 통해 진정한 자신감을 얻기 위해서는 반드시 내면의 안정성과 자기 수용 능력이 함께 갖춰져야 합니다. 외모는 나를 표현하는 수단일 뿐, 나라는 사람의 전부를 대변하지는 않습니다.

실제로 자신감을 가진 사람들은 외모와 내면을 함께 가꾸어 나가는 특징을 보입니다. 외적인 매력은 첫인상에 긍정적인 영향을 줄 수 있으며, 이는 사회적 관계나 직장 내 평가에도 작용할 수 있습니다. 하지만 이러한 외형적 자신감이 지속되기 위해서는 자존감이라는 내면의 토대가 탄탄해야 합니다. 겉모습은 시간이 지나면서 변화할 수 있지만, 자신을 스스로 긍정하고 믿는 힘은 오랜 시간에 걸쳐 형성되고 유지되는 것입니다.

성형수술을 고려 중이라면, 단지 외모의 변화 자체보다는 내가 진정으로 바라는 '변화의 본질'이 무엇인지 되돌아보는 과정이 선행되어야 합니다. 이는 단순한 외모 개선 이상의 의미를 갖습니다. 자신에게 실망했던 과거를 회복하고, 더욱 건강한 삶의 리듬을 찾고자 하는 바람, 나다움을 되찾고 싶다는 내면의 신호일 수 있습니다.

또한, 수술이라는 선택은 자신에 대한 애정의 표현일 수도 있지만, 그 전제에는 자신을 있는 그대로 존중하고 돌보는 태도가 기반되어야 합니다. 타인의 평가보다는 자신의 시선으로 자신을 바라볼 줄 아는 힘이야말로 진정한 자존감의 시작입니다.

외모는 첫인상을 구성하고, 내면은 그 사람의 깊이를 드러냅니다. 외모에 자신이 생기면 자연스럽게 여유 있는 태도와 밝은 표현이 나타나고, 내면이 단단하면 그 어떤 외적 변화보다 더 강력한 인상을 남길 수 있습니다. 결국 외모와 내면은 따로 떨어져 있는 것이 아니라, 상호작용을 통해 함께 성장해야 하는 요소입니다.

외모와 내면의 균형은 건강한 자존감 형성에 있어 핵심적인 요소입니다. 겉모습에만 집중하다 보면 일시적인 만족감은 얻을 수 있지만, 시간이 지나면 쉽게 흔들릴 수 있습니다. 반대로 내면만을 돌보다 외모를 완전히 무시하게 되면 자신을 스스로 방치하는 감정이 생길 수 있습니다. 따라서 외모와 마음, 두 축을 함께 관리하고 성장시키는 것이 중요합니다.

외적인 면에서는 자신에게 어울리는 스타일을 찾고, 피부와 몸을 정돈하는 습관을 들이는 것이 도움이 됩니다. 단순히 꾸미는 것을 넘어, 신체적 건강과 위생을 포함한 자기관리로 접근해야 합니다. 운동, 균형 잡힌 식습관, 그리고 수면은 외모 개선뿐만 아니라 체력과 심리적 안정에도 긍정적인 영향을 줍니다. 이런 실천들은 자신을 존중하는 구체적인 행동으로 작용하며, 자존감 회복에 기여합니다.

한편, 내면의 성장을 위한 노력도 병행되어야 합니다. 자신이 좋아하는 것을 탐색하고, 작지만 의미 있는 목표를 세워 성취해 나가는 과정은 자기 이해를 높이는 데 유익합니다. 실패를 두려워하지 않고 새로운 경험에 도전하는 태도는 '나는 할 수 있는 사람'이라는 믿음을 형성하며, 자신에 대한 신뢰를 쌓아갑니다.

진정한 자존감은 외모와 내면이 각각 성장하면서도 서로를 지지할 때 형성됩니다. 외모는 타인이 가장 먼저 인식하는 부분이지만, 내가 나를 바라보는 기준은 내면에서 비롯됩니다. 나를 사랑하는 태도는 개인마다 다르지만, 그 중심에는 '자기 존중'이라는 공통된 가치가 있습니다.

외모든 마음이든, 나의 일부입니다. 둘 중 어느 하나만 강조하기보다는, 함께 돌보며 조화롭게 성장해 나갈 때 우리는 더 깊이 있고 흔들리지 않는 자신감을 얻게 됩니다. 이러한 균형은 일시적인 만족이 아닌, 지속가능한 아름다움과 정서적 안정으로 이어지며, 결국 삶 전반에 긍정적인 영향을 미치게 됩니다.

1-2

사회가 요구하는 얼굴

얼굴은 인간 정체성의 가장 앞선 신호체계입니다. 단순히 이목구비의 배열이나 비율에 그치지 않고, 우리가 세상과 처음 마주하는 '프론트 스테이지'로 기능합니다. 사람은 낯선 이를 만났을 때 언어적 정보 이전에 얼굴에서 느껴지는 인상, 표정의 긴장도, 눈빛의 안정감 등 비언어적 요소를 통해 상대방을 평가합니다. 이는 인간의 진화적 본능과도 맞닿아 있으며, 사회적 동물로서의 인간이 위협을 감지하거나 호감과 신뢰를 구축하는 핵심 수단이기도 합니다.

이처럼 얼굴은 사회적 관계의 입구이자, 심리적 안전지대 또는 방어막으로 작용합니다. 동시에 우리는 얼굴을 통해 자신을 구성합니다. 정체성은 신념, 태도, 언어, 취향 등 복합적인 층위로 형성되지만, 이 모든 내면의 특질은 얼굴이라는 외형을 통해 외부 세계와 처음 조우하게 됩니다. 그렇기 때문에 얼굴은 단순한 외양을 넘어 자아의 발현 통로라고도 할 수 있습니다.

현대 사회에서 얼굴의 사회적 기능은 더욱 복잡해졌습니다. SNS와 영상 플랫폼의 일상화는 타인의 얼굴을 실시간으로 접하게 만들었고, 그 결과 우리는 무의식중에 이상화된 얼굴 이미지와 끊임없이 비교하는 구조에 놓이게 되었습니다. 특히 10대와 20대 초반은 정체성이 아직 고정되지 않았고, 자기 수용에 대한 기준이 외부 자극에 쉽게 영향을 받는 시기이기 때문에, 이러한 이미지 비교는 자존감 형성에 매우 민감하게 작용합니다.

페이스튜닝 앱, 필터, 조명 연출 등을 통해 현실 이상의 얼굴이 디지털 공간에서 반복적으로 생산되고 소비되며, 현실과 이상의 간극은 더욱 벌어집니다. 이는 결국 현실 자아에 대한 부정적 인식을 강화하고, 외모에 대한 왜곡된 기준을 내면화하게 만들며, 심리적 불안정성으로 이어질 수 있습니다. 나아가 이와 같은 '디지털 외모 압력'은 외모에 대한 과잉 집착과 불필요한 의료 시술 선택, 사회적 회피 행동으로 연결되기도 합니다.

이러한 시대적 배경 속에서 외모 관리의 개념은 단순한 미적 만족을 넘어 자기표현의 수단이자 사회적 전략으로 확장되었습니다. 퍼스널 컬러 진단, 체형에 따른 스타일링, 페이스 라인 교정 운동, 다양한 종류의 스킨

케어 및 미용 시술은 이제 일상적인 자기관리 행위로 자리 잡았습니다. 특히 외모 관리와 관련된 서비스는 점점 더 정밀하고 전문적인 방향으로 진화하고 있으며, 이는 개개인의 사회적 효능감에도 긍정적인 영향을 미치는 경우가 많습니다.

여기서 중요한 것은, 이러한 자기관리 행위가 자율적인 선택에서 출발해야 한다는 점입니다. 외모를 개선하거나 특정한 스타일을 구현하는 것 자체는 결코 부정적인 행위가 아니며, 오히려 개인의 자신감을 회복하고 대인관계를 원활하게 만드는 데 기여할 수 있습니다. 다만 그 선택이 외부의 기준과 비교 의식에 근거해 강요된 결과라면, 이는 자존감의 강화가 아닌 왜곡을 초래할 수 있습니다.

성형수술은 이제 과거처럼 숨겨야 할 행위가 아니라, 삶의 질을 향상시키고 자신에게 적합한 인상을 구축하기 위한 정당한 자기 결정권의 일부로 인식되고 있습니다. 특히 특정 부위에 대한 콤플렉스를 줄이거나, 비대칭적인 얼굴 구조를 교정하고자 하는 성형은 단순한 외형 변화를 넘어 심리적 안정과 사회적 소통 능력 향상에 기여하는 경우도 많습니다.

하지만 성형은 만능 해답이 아닙니다. 기대와 실제 결과 사이의 차이, 타인의 반응, 시술 후에도 여전히 남는 내면의 불안감 등은 성형이 해결할 수 없는 깊은 자기 인식의 문제를 드러냅니다. 따라서 성형을 고려할 때는 외적인 변화만이 아니라 자신을 있는 그대로 수용하는 힘이 함께 길러져야 합니다. 이상을 좇기보다는, 자기 정체성을 강화하고 삶을 더욱 긍정적으로 만들기 위한 목적이 뚜렷할 때, 성형은 비로소 건강한 선택이 될 수 있습니다.

아름다움이란 절대적 수치나 획일화된 기준에서 나오는 것이 아닙니다. 진정한 아름다움은 자기 수용을 바탕으로 한 균형과 조화에서 비롯됩니다. 이는 각 개인의 이목구비가 특정 기준에 얼마나 근접해 있는지가 아니라, 본인의 개성과 조화롭게 어우러지는 모습일 때 더욱 빛을 발합니다. 밝은 표정, 안정된 자세, 따뜻한 말투는 외모를 넘어 사람의 전체적인 분위기를 결정짓는 중요한 요소이며, 이는 내면의 힘에서 비롯됩니다.

외형을 통해 첫인상이 형성되지만, 그것을 지속시키는 것은 내면입니다. 단정한 스타일, 건강한 피부, 자연스러운 태도는 호감을 주지만, 이를 유지하고 확장하는 데 필요한 것은 진정성 있는 자아 인식과 타인에 대한 존중입니다. 외모는 관계의 시작점일 뿐, 신뢰와 존중, 진심이 뒷받침되지 않으면 관계는 얕고 일시적으로 머무를 수밖에 없습니다.

결국 우리가 추구해야 할 방향은 외모를 있는 그대로 존중하되, 외모에 종속되지 않는 태도입니다. 나에게 어울리는 얼굴, 내가 편안하게 느끼는 표정, 자신에게 떳떳할 수 있는 인상이야말로 가장 건강한 자기 이미지입니다. 이는 타인의 시선이 아닌, 나 자신의 시선으로부터 형성되어야 하며, 이를 위해서는 지속적인 내면 훈련과 감정 관리, 자기 인식이 병행되어야 합니다.

외모는 언제든지 바뀔 수 있지만, 자신을 바라보는 태도는 오랜 시간과 노력을 통해 형성되는 깊은 힘입니다. 이 힘이 있어야만 우리는 외모에 대한 비교에서 자유로워지고, 변화와 평가 속에서도 흔들리지 않는 정체성을 유지할 수 있습니다. 비교가 아닌 존중, 기준이 아닌 이해, 꾸밈이 아닌 표현을 통해, 우리는 자기 자신으로 살아가는 보다 진정한 아름다움을 발견할 수 있을 것입니다.

1-3

외모와 자존감의 밀접한 관계

외모는 단순히 겉모습의 아름다움을 의미하는 것이 아닙니다. 우리는 흔히 외모를 개인의 취향이나 스타일 정도로 여기기 쉽지만, 실제로 외모는 사회적 관계 형성과 상호작용에서 중요한 역할을 합니다.

사람들은 처음 마주하는 순간, 단 몇 초 만에 상대방에 대한 인상을 형성하게 되며, 이때 외모는 말보다 먼저 작용하는 강력한 비언어적 신호가 됩니다. 이런 점에서 외모는 학력, 경력 같은 '인적 자본'이나 인맥과 네트워크를 뜻하는 '사회적 자본'처럼, 현대 사회에서 중요한 '사회적 자산'으로 기능한다고 볼 수 있습니다.

오늘날 외모는 성별과 상관없이 점점 더 주목받고 있습니다. 과거에는 외모에 대한 기대와 평가가 주로 여성에게 집중되었다면, 이제는 남성들 또한 외모 관리에 적극적으로 참여하고 있습니다. 이는 단순한 유행이나 미적 기준의 변화 때문만이 아니라, 개인의 정체성과 사회적 메시지를 외모를 통해 표현하려는 시대적 흐름을 반영합니다. 현대 사회는 점점 더 개인화되고 있으며, 외모는 그 사람의 취향, 가치관, 태도를 드러내는 하나의 언어가 되었습니다.

이러한 흐름 속에서 외모는 연애나 성적 매력뿐만 아니라, 직장 내 이미지 형성, 대인관계, 사회적 수용성 등 다양한 영역에 영향을 미칩니다. 실제로 사회학자들과 경제학자들은 외모가 사회적 지위나 경제적 기회에 어떤 방식으로 영향을 미치는지에 주목하고 있으며, 이를 설명하기 위해 새로운 이론적 개념들도 제시하고 있습니다.

외모와 매력은 오랫동안 사람들 사이에서 중요한 평가 기준으로 작용해 왔습니다. 최근 들어 이러한 요소들이 단순한 개인의 특성을 넘어서, 사회적이고 경제적인 자산으로 기능할 수 있다는 점에 주목하는 연구들이 점차 늘어나고 있습니다. 그중에서도 영국의 사회학자 캐서린 하킴은 '에로틱 자본'이라는 개념을 통해 외모, 성적 매력, 사회적 기술 등이 사회에서 실제로 자본처럼 작용할 수 있다고 주장합니다.

하킴이 말하는 에로틱 자본은 단순히 외모의 아름다움만을 의미하지 않습니다. 여기에 성적 매력, 세련된 자기 표현 능력, 그리고 사람들과 잘 어울리는 사회적 감각까지 포함됩니다. 이 모든 요소가 결합하여 하나의 매력으로 작용하고, 그것이 곧 개인의 사회적 경쟁력이 된다는 것입니다. 하킴은 이러한 매력이 선천적인 것이 아니라 누구나 후천적으로 개발할 수 있다고 설명합니다. 즉, 타고난 외모가 뛰어나지 않더라도 꾸준한 노력과 관리, 그리고 적절한 표현 방식을 익히는 것만으로도 충분히 자신만의 매력을 키울 수 있다는 뜻입니다.

이 개념은 일상에서도 쉽게 확인할 수 있습니다. 예를 들어 구직 면접 상황을 생각해 보면, 최종 면접에 오르는 지원자들은 대부분 유사한 수준의 학력과 경력을 보유하고 있습니다. 이처럼 조건이 비슷한 상황에서는 짧은 시간 안에 좋은 인상을 남기는 능력이 결정적인 역할을 하게 됩니다. 표정, 말투, 자세, 복장 등 외모에서 드러나는 비언어적 요소들은 면접관에게 강한 인상을 남기며, 해당 인물이 신뢰할 만한 사람인지, 함께 일하고 싶은 사람인지에 관한 판단에 영향을 미칩니다. 하킴이 말한 매력 자본이 실제로 작동하는 순간이라 할 수 있습니다.

물론 외모만으로 모든 사회적 결과가 결정되지는 않습니다. 학력, 전문성, 경력 같은 인적 자본이나, 인간관계와 신뢰 같은 사회적 자본 역시 여전히 중요한 자원입니다. 하지만 외모와 매력이 실제로 사회적·경제적 기회를 넓히는 데 기여할 수 있다는 점에서, 이제 외모 역시 하나의 능력이

자 자산으로 인식되고 있습니다.

예를 들어 구직 면접 상황을 떠올려보면, 외모와 인상의 중요성을 보다 실감할 수 있습니다. 면접에 초대된 지원자들은 대부분 일정 수준 이상의 학력과 경력을 갖추고 있기 때문에, 이들의 자격 조건에는 큰 차이가 없습니다. 결국 이들 사이에서 차이를 만드는 것은 단지 이력서에 적힌 정보가 아니라, 면접 자리에서 직접 마주했을 때 전달되는 '인상'과 '매력'입니다. 밝고 단정한 외모, 자신감 있는 말투와 태도, 정돈된 복장과 자세는 면접관에게 긍정적인 이미지를 남기며, 실제로 최종 결정에 영향을 줄 수 있습니다. 이러한 첫인상은 이성적인 평가를 넘어 직관적인 호감으로 연결되기도 하며, 그 사람을 '함께 일하고 싶은 사람'으로 떠올리게 만듭니다. 즉, 외모와 비언어적 표현에서 오는 매력은 경쟁력의 일부가 될 수 있다는 것입니다.

물론 외모가 모든 것을 결정하지는 않습니다. 사회적 성공이나 직업적 성취에는 여전히 학력, 경력, 직무 능력 같은 인적 자본이 핵심적인 역할을 합니다. 또한 인간관계, 신뢰, 인맥 등과 같은 사회적 자본 역시 중요하다는 점은 누구나 인정합니다. 하지만 이와 더불어, 외모와 매력 역시 점점 더 주목받는 자산으로 여겨지고 있다는 것이 오늘날의 현실입니다.

실제로 외모와 경제적 성공 간의 관계를 다룬 연구들도 꾸준히 이루어지고 있으며, 그 결과 다수의 사람이 외모가 삶의 기회와 결과에 영향을 줄 수 있다고 인식하고 있습니다. 외국의 한 설문조사에 따르면 응답자의 58%가 '외모가 성공에 영향을 미친다'라고 답한 바 있습니다. 이 수치는 단순한 인식 차원을 넘어, 외모가 실제 사회적 평가나 기회의 분배에 있어 하나의 작용 요인으로 작동하고 있음을 보여줍니다.

다시 말해, 외모는 이제 더 이상 단순한 외적인 조건이 아닌, 개인의 사회적 역량을 구성하는 요소 중 하나로 이해되고 있습니다. 이것은 우리가 외모를 평가의 절대 기준으로 삼자는 뜻이 아니라, 외모가 사회적 상호작용 속에서 무시할 수 없는 역할을 한다는 현실을 성숙하게 인식하자는 제안이기도 합니다. 그리고 그 인식을 바탕으로, 더 건강하고 자기주도적인 방식으로 외모를 관리하고 표현해 나가는 것이 오늘날 개인의 경쟁력을 구성하는 하나의 지혜가 될 수 있습니다.

중요한 점은, 외모가 단지 타고나는 요소에 그치지 않는다는 사실입니다. 우리는 외모를 바꿀 수 있습니다. 적절한 표현 훈련, 깔끔한 복장, 건강한 식습관과 운동, 꾸준한 피부 관리처럼 일상 속 작은 실천들을 통해 외모는 얼마든지 발전할 수 있는 영역입니다. 그리고 이 과정은 단순히 남에게 잘 보이기 위한 수단이 아니라, 자신을 스스로 아끼고 존중하는 방법이기도 합니다. 자신을 돌보고 가꾸는 태도는 자존감을 높이는 데 직접적인 영향을 미치며, 삶에 대한 만족감 역시 함께 높아질 수 있습니다.

지금까지 우리는 학력, 자격증, 경력처럼 눈에 보이는 '스펙'을 중심으로 개인의 경쟁력을 평가해 왔습니다. 그리고 최근에는 이와 더불어, 인간관계나 네트워크 같은 '사회적 자본', 즉 '무엇을 아느냐' 못지않게 '누구를 아느냐'도 중요하다는 인식이 확산되고 있습니다. 이런 흐름 속에서 외모와 매력 역시 하나의 실질적인 자산으로 여겨지고 있습니다. 단지 겉모습의 아름다움을 넘어서, 외모는 개인의 신뢰감, 전문성, 인간적 매력을 함께 전달할 수 있는 사회적 메시지로 작용합니다.

물론 외모가 개인의 가치를 전부 결정짓는 것은 아닙니다. 그러나 외모의 영향력을 무시하거나 부정하는 것보다는, 그 의미를 보다 건강하게 받아들이고 적극적으로 활용하는 태도가 필요합니다. 이는 타인의 시선을 의식하는 차원을 넘어서, 나 자신을 사회 속에서 더 잘 표현하고 긍정적인 인상을 남기기 위한 자기관리의 일환입니다. 결과적으로 외모는 단순한 겉모습 이상의 역할을 하며, 개인의 자존감과 사회적 경쟁력을 구성하는 중요한 요소가 될 수 있습니다.

자신의 외모를 긍정적으로 받아들이고 조금씩 가꾸며 자신감을 가지고 살아가는 사람은 사회에서 더 많은 기회를 얻을 가능성이 높습니다. 외모를 관리하는 노력은 단순히 타인의 시선을 의식하는 것이 아니라, 스스로를 존중하고 사랑하는 마음의 표현입니다. 이러한 태도는 자신에 대한 긍정적인 인식을 강화하고, 대인관계와 사회적 활동에서도 자연스럽게 좋은 인상을 남깁니다. 외모는 자신을 드러내는 가장 직관적인 수단 중 하나이며, 중요한 선택의 순간이나 사회적 갈림길에서 든든한 자산이 될 수 있습니다.

1-4

미의 기준은 어떻게 변화해왔는가

미의 기준은 시대와 문화, 사회적 환경에 따라 끊임없이 변화합니다. 우리가 아름답다고 느끼는 모습은 단순히 유전적인 특징이나 외형적인 요소에만 국한되지 않으며, 시대적 분위기와 사회가 요구하는 이상적인 이미지에 따라 달라져 왔습니다. 최근에는 그 변화의 속도가 더 빨라지고 있으며, 아름다움의 개념 또한 훨씬 다양해지고 있습니다.

시대별로 달라진 미의 기준

'아름다움'에 대한 기준은 언제나 고정불변의 절대적 진리가 아니라, 사회·문화적 맥락 속에서 구성되고 변화하는 상대적 개념입니다. 이는 역사적 시기를 기준으로 할 때 더욱 분명해지는데, 예컨대 조선 시대의 여성상은 오늘날의 미적 기준과 뚜렷한 차이를 보여줍니다.

조선의 전통적인 미의 기준은 '삼협은 가늘고(입, 허리, 발목), 삼태는 길고(손가락, 목, 콧날), 삼소는 작아야 한다(유두, 코, 머리)'는 표현으로 대표됩니다. 이처럼 작고 섬세한 신체 조건은 당시의 유교적 질서 속에서 요구되었던 여성성과 긴밀히 연결되어 있었고, 순결하고 얌전한 이미지가 곧 이상적인 미의 구현으로 받아들여졌습니다. 즉, 외모는 단지 생물학적 형질이 아니라, 성별 규범과 사회적 이상이 반영된 문화 코드였습니다.

반면, 현대 사회에서의 미적 기준은 급격히 다변화되었지만 여전히 특정한 시각적 특성이 보편적 '아름다움'으로 간주되는 경향이 존재합니다. 예를 들어 뚜렷한 이목구비, 날렵한 턱선, 맑고 균일한 피부, 쌍꺼풀과 애굣살, 일자 눈썹과 같은 요소들이 '이상적인 얼굴'로 자주 언급되며, 이는 주로 방송 매체, 디지털 플랫폼, 소셜 미디어를 통해 반복적으로 소비되는 연예인 및 인플루언서의 이미지를 통해 강화됩니다.

이와 같은 시각적 표준은 개인이 미적 자율성을 추구하기보다는, 사회적 기준에 자신을 '조율'하려는 압박감으로 작동할 수 있습니다. 그 결과, 피부 관리, 메이크업, 시술 및 성형에 이르기까지 외모 개선을 위한 시도는 일상화되었고, 이는 곧 '지금의 나는 충분한가?'라는 불안을 조장하는 구조로 이어지기도 합니다. 자기 개선이라는 명목 아래, 실은 외부 기준에 대한 수용과 순응이 반복되고 있는 것입니다.

그러나 이러한 현상은 역사적·문화적 고정불변의 필연이 아닙니다. 오히려 미의 기준이 시대와 문화에 따라 지속적으로 변형되어 왔다는 사실은 우리로 하여금 외모에 대한 사회적 기대를 비판적으로 성찰하게 만듭니다. 조선 시대의 이상형이 현대적 감각에서 다소 낯설고 보수적으로 느껴지듯, 오늘날 우리가 당연하다고 여기는 외모 기준 역시 앞으로 변화할 수 있는 유동적인 산물입니다.

이러한 인식을 바탕으로 할 때, 우리는 외모를 평가의 대상이 아닌 자기 정체성을 표현하는 도구로 전환할 수 있습니다. 아름다움은 절대적 기준에 따라 측정되는 것이 아니라, 나다움을 존중하고 그 다양성을 받아들이는 태도 속에서 진정한 가치를 갖게 됩니다. 결국 중요한 것은 '그 기준에 내가 맞는가'가 아니라, '내가 나 자신을 어떻게 바라보고 수용하는가'입니다.

변화의 원인 : 사회와 문화의 영향

① 산업화, 도시화, 미디어의 진화

산업화 및 도시화 이후 대중은 전통적인 공동체 기반의 미적 판단에서 벗어나, 보다 매스 미디어 중심의 시각적 기준에 노출되기 시작했습니다.

텔레비전, 광고, 영화, 패션 잡지 등은 반복적으로 특정 유형의 외모를 '이상형'으로 제시하며, 외모에 대한 집단적 상상력을 구조화해왔습니다.

이러한 경향은 디지털 전환 이후 더욱 가속화되었습니다. 스마트폰의 보급과 SNS의 대중화는 모든 개인이 실시간으로 자신의 이미지를 생성·편집·공유할 수 있는 환경을 만들었으며, 이는 곧 비교 가능성과 이상화된 이미지의 강화로 이어졌습니다. 과거와 달리, 누구나 모델이나 셀럽의 사진을 손안에서 소비할 수 있게 된 지금, 외모에 대한 사회적 압박은 점점 더 강도 높게 작동하고 있습니다.

② 빠르게 변화하는 트렌드와 '자기 의심'의 순환 구조

현대의 외모 트렌드는 주기적으로 갱신되는 소비 코드와 유사한 방식으로 작동합니다. 시즌마다 바뀌는 메이크업 스타일, 얼굴형에 대한 선호 변화, 몸매에 대한 미적 인식의 전환 등은 단지 미적 다양성의 표현이라기보다는, 동조 압력에 기반한 자기 조정(self-adjustment)을 강요하는 구조이기도 합니다.

그 결과, '나는 지금 이 시대의 기준에 부합하고 있는가?'라는 자기 검열적 질문이 반복되며, 개인은 자신에 대한 불만족과 비교 열등감에 빠질 위험에 노출됩니다. 이러한 정서적 피로는 단순한 유행의 문제가 아니라, 자기 정체성의 안정성과 직결되는 심리사회적 문제로 볼 수 있습니다.

③ 문화 간 미의 기준 차이와 상호 영향

미의 기준은 문화적 산물이며, 따라서 그 양상은 지역과 전통에 따라 상이하게 나타납니다. 서구 문화권에서는 입체적이고 곡선적인 신체와 강한 개성이 강조되는 반면, 동아시아 문화권에서는 단정하고 섬세하며 청결한 인상이 이상적인 미로 인식되어 왔습니다.

그러나 최근 들어 한류 콘텐츠(K-pop, 한국 드라마 등)의 세계적 확산은 이러한 문화 간 미의 상호작용(intercultural aesthetics)을 심화시키고 있습니다. 한국의 뷰티 기준은 글로벌 소비자들에게 영향을 주고 있으며, 동시에 서구의 스타일과 미적 감성이 국내 트렌드에 혼합되어 새로운 미적 하이브리드가 형성되고 있습니다. 이는 곧, 미의 기준이 고정된 것이 아니라 유동적이고 다문화적인 교차점 위에서 형성되는 것임을 시사합니다.

④ 외모 기준의 구조적 성찰 필요성

결론적으로, 외모에 대한 사회적 기준은 사회 구조, 기술, 문화 자본, 글로벌 미디어 네트워크의 상호작용 속에서 생성되고 재구성되는 사회적 구성물입니다. 그러므로 우리는 미의 기준을 단지 따르거나 비판하는 수준을 넘어, 그것이 어떻게 작동하며 어떤 구조적 영향을 끼치는지를 비판적으로 성찰할 필요가 있습니다.

특정한 외모가 '예쁘다', '멋지다'라고 여겨지는 현상은 곧, 누가 그 기준을 생산하고 유포하며, 누가 그것을 따르도록 압력을 행사하고 있는가라는 질문으로 확장되어야 합니다. 이러한 질문은 외모의 자율적 관리가 곧 자기표현의 한 방식이 되는 시대에, 진정한 자기 수용(self-acceptance)과 비판적 미디어 리터러시를 갖춘 주체로 살아가기 위한 핵심 조건이 됩니다.

개성과 자신감이 중요한 시대

① 정보 과잉 시대, '보이는 것'의 우선순위

산업화와 도시화는 인간의 삶을 공적인 공간으로 확장시켰고, 이와 동시에 개인의 외모가 사회적 정체성의 일부로 작용하는 환경을 만들어냈습니다. 광고, 텔레비전, 영화, 패션 매거진 등은 반복적으로 특정한 이미지와 스타일을 '이상적 미(美)'로 제시해 왔으며, 이는 개인의 자아 형성과 사회적 기대 간의 간극을 확대시켰습니다.

이후 디지털 미디어, 특히 스마트폰과 SNS의 등장은 외모에 대한 인식 구조를 더욱 변화시켰습니다. 누구나 자신의 얼굴과 몸을 사진·영상으로 촬영하고, 편집하고, 공개할 수 있는 시대가 도래하면서, 외모는 더 이상 타인의 시선에만 노출되는 대상이 아니라 자기 감시(self-surveillance)의 대상으로 전환되었습니다. 결과적으로 외모는 선택이 아닌 '전시와 비교의 대상'으로 구조화되었고, 이에 따라 사회적 기준 또한 선명하고 획일적으로 설정되는 경향이 강화되었습니다.

② 가속화되는 트렌드, 불안정한 자아감

현대의 외모 기준은 일정한 고정성을 갖기보다는, 빠르게 순환되고 소멸되는 소비 트렌드의 일부로 작동합니다. 한 시즌이 지나면 메이크업 스타일이 달라지고, 선호하는 얼굴형이나 체형에 대한 인식도 끊임없이 바뀝니다. 이러한 변화는 유행을 따르는 개성의 표현이 아니라, 지속적인 자기 점검과 기준 일치의 압박으로 작용하며, '나는 지금 이대로 괜찮은가?'라는 심리적 자기 검열을 강화합니다.

이런 반복적 불안정성은 자존감에 직접적인 영향을 미치며, 개인은 자주 외부의 기대에 의해 스스로를 평가하고 재구성하게 됩니다. 이는 결국 자기 자신에 대한 지속적인 의심과 미완의 정체성을 초래할 수 있습니다.

③ 문화적 다양성 속에서 형성되는 미의 기준

문화 간 미의 기준 또한 여전히 존재합니다. 예컨대, 서구 문화권은 입체적인 얼굴 구조와 곡선적인 체형을 미의 기준으로 삼는 반면, 동아시아 문화권은 정제되고 단아한 분위기, 청결한 이미지 등을 선호합니다. 그러나 최근에는 케이팝, 한국 드라마, 한국 화장법 등 한국의 뷰티 문화가 글로벌 트렌드로 자리 잡으면서, 미적 기준의 방향성 역시 다시 재편되고 있습니다.

한국의 '깨끗하고 정돈된' 이미지가 국제 사회에서 새로운 미의 코드로 수용되는 동시에, 서구의 자유롭고 강렬한 스타일 또한 한국 내 젊은 세대에 새로운 영감을 주고 있습니다. 이처럼 양방향 문화 교류(cultural exchange)가 활발해지면서, 국경과 문화권을 초월한 복합적 미의 기준이 형성되고 있습니다. 이는 곧, 미적 취향과 이상형이 더 이상 고정되지 않고, 사회·문화적 유동성(fluidity) 속에서 다양화되고 있다는 사실을 보여줍니다.

④ 외모 기준은 절대적이지 않다

이 모든 흐름 속에서 중요한 사실은, 우리가 '아름답다'라고 인식하는 감각 자체가 사회적 구조와 문화적 코드의 영향 아래 형성된 것이라는 점입니다. 다시 말해, 미적 기준은 어떤 자연적 진리도 아니며, 시대·문화·기술·사회 환경에 따라 끊임없이 재구성되는 상징적 언어일 뿐입니다.

그러므로 우리는 '지금의 외모 기준'이 절대적 진리가 아님을 인식해야 합니다. 외모에 과도하게 얽매이기보다, 자신의 개성과 감각에 기반한 자기표현 방식을 존중하는 태도가 더 건강한 방향일 수 있습니다. 나를 잘 알고, 내가 원하는 이미지를 표현할 줄 아는 사람은 유행을 넘어서고, 결국 자신만의 매력을 구축하는 주체적인 존재가 됩니다.

대중매체의 힘과 그 영향

대중매체는 현대 사회에서 미적 기준과 외모 인식 형성에 있어 결정적인 역할을 수행합니다. 특히 영상 콘텐츠, 광고, 소셜 미디어 플랫폼 등의 시각 중심 매체는 특정한 외모 유형을 반복적으로 노출시키며, 이를 통해 집단적인 '미(美)의 감각'을 규정하고 재생산합니다. 이러한 과정은 개개인의 취향과 선호를 구성하는 동시에, 사회 전체의 외모에 대한 기대치와 이상형을 형성하는 기제로 작동합니다.

특정 외모의 반복 노출은 그 자체로 사회적 규범으로 내면화되기 쉽습니다. 예를 들어, 날렵한 턱선, 또렷한 이목구비, 맑은 피부 등은 오랜 시간 동안 대중매체에서 '이상적 외모'로 묘사되며, 대중의 미의식 속에 자연스럽게 각인됩니다. 이러한 이미지의 반복은 특정 외형을 중심으로 한 '비주얼 표준화'를 촉진하고, 외모의 다양성보다는 균일한 스타일을 지향하게 만드는 압력을 유발합니다. 이는 곧 개별적인 외모 표현에 대한 수용성을 제한하고, 특정 기준에서 벗어난 스타일에 대한 사회적 인정도 약화시키는 요인으로 작용합니다.

하지만 최근에는 이러한 일방향적 기준에 대한 반작용도 감지되고 있습니다. SNS 플랫폼과 1인 미디어의 확산은 다양한 외형, 개성, 문화를 지닌 인물들에게도 대중적 영향력을 발휘할 수 있는 기회를 열어주었습니다. 전통적인 미적 기준에 부합하지 않는 외모를 가진 인플루언서들이 자기만의 스타일과 내면적 태도를 기반으로 대중과 소통하며, 오히려 독자적인 매력으로 주목받는 사례들이 늘어나고 있습니다. 이러한 현상은 미의 기준이 점차 다원화되고 있으며, '차이'가 '개성'으로 전환되는 사회적 흐름을 보여줍니다.

이와 같은 변화는 외모에 대한 인식이 '비교의 대상'에서 '표현의 수단'으로 이동하고 있다는 것을 시사합니다. 타인의 기준에 맞추기보다는, 자신의 정체성과 취향, 가치관을 시각적으로 표현하는 방식으로 외모를 재구성하고 있는 것입니다. 이 과정에서 외모는 단순한 미적 결과물이 아니라, 자아 정체성과 문화적 배경, 사회적 맥락이 복합적으로 투영된 총체적 표현 수단으로 자리 잡게 됩니다.

궁극적으로 외모는 고정된 틀로 환원될 수 없는 유동적 개념입니다. 대중매체가 끊임없이 새로운 이미지와 스타일을 제시하며 외모의 기준을 재구성하는 만큼, '아름다움'은 언제나 시대와 문화, 기술과 매체 환경의 영향을 받으며 변화합니다. 중요한 것은 이러한 외부적 기준에 무비판적으로 순응하기보다는, 자신이 진정으로 지향하는 바를 중심으로 외모를 자율적으로 관리하고 표현하는 태도입니다. 자기다움에서 출발한 외모 표현은 비로소 진정성 있는 인상으로 전달되며, 지속 가능한 개인의 매력 자산으로 기능할 수 있습니다.

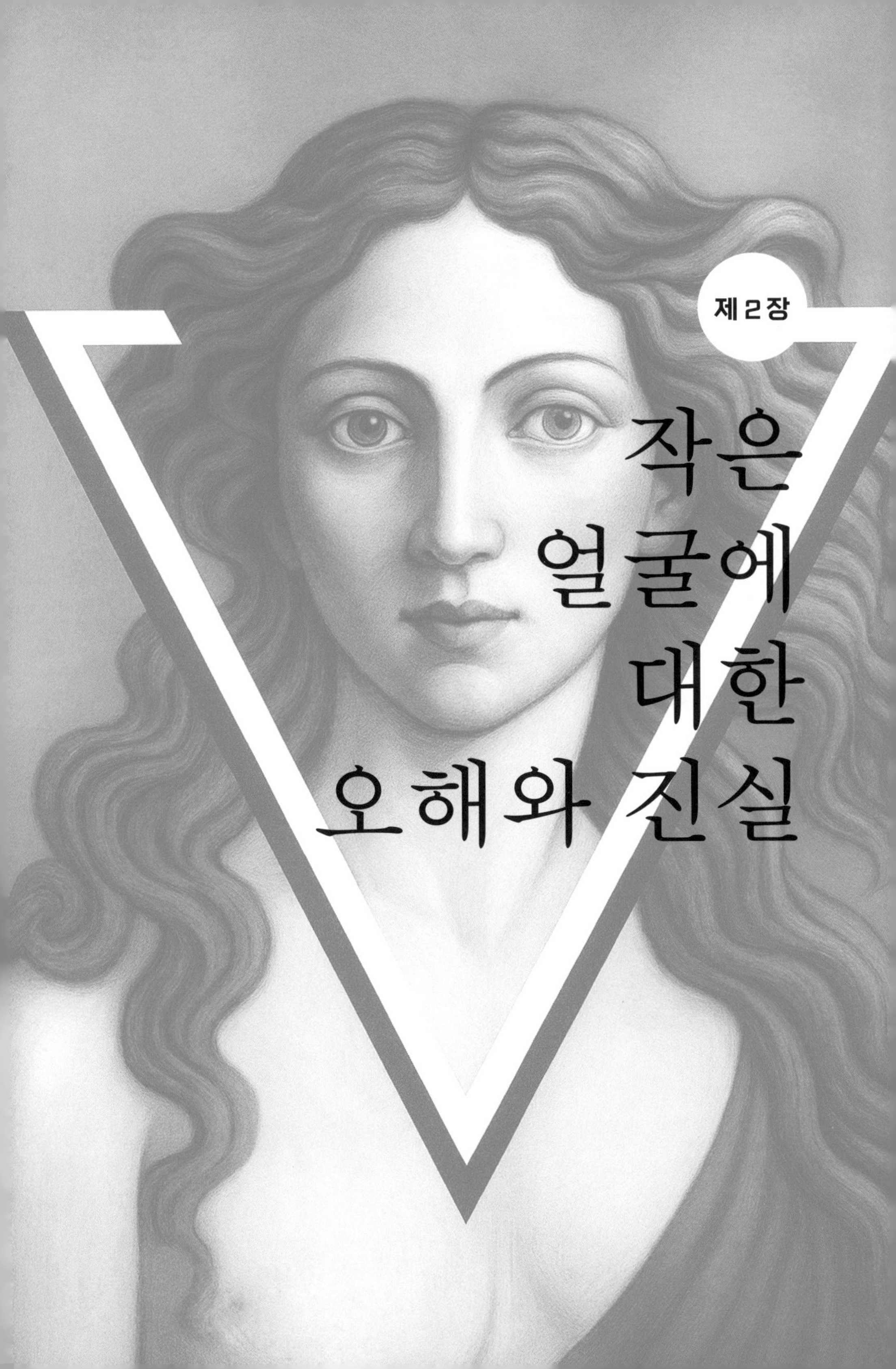

제 2 장

작은 얼굴에 대한 오해와 진실

2-1

'작은 얼굴'이란 정확히 무엇인가

'작은 얼굴'이라는 개념은 단순한 치수나 넓이를 측정하는 물리적 의미를 넘어, 시각적 인상과 조화로운 비율에 기반한 이미지적 특성으로 이해됩니다. 즉, 실제 얼굴의 절대적인 크기보다 '어떻게 보이는가'에 대한 시각적 효과가 훨씬 더 중요한 역할을 합니다. 사람이 누군가를 보며 '얼굴이 작다'라고 느끼는 순간에는 여러 복합적인 요소가 작용하고 있습니다. 정리된 턱선의 곡선, 매끄러운 피부의 질감, 눈과 입의 적절한 간격, 균형 잡힌 이목구비, 목선과 어깨 라인의 자연스러운 연결감 등이 전체적으로 조화를 이룰 때, 그 얼굴은 작고 정돈된 이미지로 인식됩니다. 이러한 조화는 시선을 분산시키지 않고 중심에 집중시킴으로써 얼굴이 상대적으로 작아 보이게 만드는 시각적 착시 효과를 유도합니다.

디지털 영상 중심의 미디어 환경에서는 이러한 인상이 더욱 부각됩니다. 클로즈업 구도가 많은 SNS 셀카, 유튜브 영상, 라이브 스트리밍 등에서는 얼굴이 차지하는 비율 자체가 콘텐츠의 집중도를 결정짓는 요소가 되며, 이때 얼굴이 작아 보일수록 '비례감이 좋은 사람', '정돈된 사람'이라는 긍정적 인상을 줍니다. 따라서 뷰티, 패션, 크리에이터 분야에서는 얼굴이 작아 보이는 이미지 연출이 경쟁력으로 작용하며, 콘텐츠 전반에 걸쳐 사용자의 시각적 호감도를 높이는 데 기여합니다.

작아 보이는 얼굴이 전달하는 '정리된 인상'은 전체적인 스타일링의 품격까지 끌어올리는 효과를 가집니다. 동일한 의상이라도 얼굴이 작아 보일수록 옷의 실루엣이 더 잘 살아나고, 전신 비율이 좋아 보이는 시각적 확장 효과를 만들어냅니다. 이러한 인상은 단순히 외모를 넘어서 '자기관리를 잘하는 사람', '세련된 사람'이라는 사회적 이미지로 확장되며, 대인관계나 직무 이미지 형성에서도 긍정적인 영향을 미칩니다.

작은 얼굴의 주요 특징

① 상대적으로 짧고 좁은 얼굴 크기

'작은 얼굴'의 물리적 특성은 단순히 얼굴의 크기를 의미하지 않습니다. 이마에서 턱까지의 세로 길이와 양 볼 사이의 가로 폭이 평균보다 짧고 좁은 형태를 갖는 것이 기본적인 구조적 특징이지만, 실제로 매력적인 인상은 단순한 크기가 아니라 윤곽의 정돈도와 비례의 조화에서 결정됩니다.

둥근 형태이거나 자연스럽게 갸름한 윤곽선을 가진 얼굴은 시각적으로 부드럽고 정제된 인상을 줍니다. 이는 얼굴의 전체 윤곽이 헤어라인에서부터 턱 끝까지 연속적이고 매끄럽게 연결되는 정도, 즉 곡선의 흐름이 얼마나 자연스러운가에 따라 좌우됩니다. 이런 형태는 얼굴의 실제 크기와 무관하게 시각적으로 작아 보이는 효과를 만들어내며, 안정감 있고 세련된 인상을 강화합니다.

결국 얼굴 크기가 주는 매력은 윤곽의 형태학적 조화(morphological balance)에 있습니다. 불필요한 각이 도드라지지 않고, 얼굴의 구조가 부드러운 곡선으로 연결될수록 얼굴은 작아 보이고, 인상은 정돈된 방향으로 해석됩니다. 다시 말해, 얼굴의 크기 그 자체보다 중요한 것은 얼굴선의 균형과 자연스러운 비례감이며, 이것이 바로 작아 보이는 얼굴을 결정짓는 핵심적인 미적 기준이라 할 수 있습니다.

② 선명한 턱선과 적당한 볼륨감

턱선은 얼굴 윤곽의 구조를 결정짓는 핵심 요소로, 첫인상에 지대한 영향을 미칩니다. 일반적으로 날렵하고 정제된 V라인의 턱선은 얼굴을 보다 작고 갸름하게 보이도록 하며, 전체적인 비율의 조화를 형성하는 데 기여합니다. 그러나 턱선이 지나치게 날카롭고, 볼 부위의 연조직이 과도하게 꺼져 있는 경우에는 오히려 피로하거나 노화된 인상을 유발할 수 있습니다.

반대로, 뚜렷한 턱선과 더불어 볼 부위에 적절한 탄력과 볼륨감이 유지될 경우, 얼굴은 생기 있고 건강한 이미지를 형성합니다. 이때 중요한 것은 단순히 '날카로운 선'이 아니라, 턱선과 중안면부의 부드러운 전이와 비율의 조화입니다. 이러한 조화는 단정하면서도 자연스러운 이미지를 형성하며, 별다른 연출 없이도 깔끔한 인상을 제공합니다.

실제로 선명한 윤곽과 적당한 볼살이 공존하는 얼굴은 조화로운 비주얼 밸런스를 통해 동안(童顏) 이미지를 강화하고, 밝고 신뢰감 있는 인상을 남기는 데 효과적입니다. 따라서 미용적 관점에서 이상적인 턱선은 고립된 선형적 특성이 아닌, 주변 부위와의 유기적 관계 속에서 평가되어야 합니다. 이는 자연스러운 아름다움과 건강한 인상의 핵심 기준으로 기능합니다.

③ 균형 잡힌 이목구비

눈, 코, 입의 위치와 크기, 그리고 이들 요소 간의 거리와 흐름은 얼굴의 전체적인 조화와 시각적 균형을 결정짓는 핵심 요소입니다. 얼굴 크기가 작다고 해서 반드시 세련된 인상을 주는 것은 아니며, 이목구비의 배치가 얼굴 내에서 자연스럽게 구성되어 있어야 조화롭고 안정된 이미지를 형성할 수 있습니다.

이상적인 얼굴 구조는 다음과 같은 비율에 근거합니다. 눈과 눈 사이의 간격은 대개 한 눈의 너비와 유사한 간격을 유지하는 것이 균형 잡힌 인상을 주며, 코의 위치는 얼굴의 수직 중심을 기준으로 안정감 있게 자리할 때 조화로운 인상을 형성합니다. 입의 폭과 위치 또한 코와 턱선 사이의 거리와 자연스럽게 연결될 때, 전체적인 비율이 안정적으로 보입니다.

이목구비가 중심선에 균형 있게 배열되고, 각 요소 간의 시각적 흐름이 자연스러울수록 얼굴은 더 작고 정돈되어 보이는 효과를 가지며, 이는 미적인 측면뿐 아니라 심리적 신뢰도 형성에도 긍정적인 영향을 미칩니다. 따라서 작고 예쁜 얼굴이라는 인상은 크기보다 비율과 배치의 조화에서 비롯된다고 할 수 있습니다.

④ 신체와의 비율

작은 얼굴이 지닌 미적 가치는 얼굴 자체의 크기에 국한되지 않고, 전신과의 비율 속에서 더욱 두드러지게 작용합니다. 동일한 신체 조건을 가진 경우에도, 상대적으로 얼굴이 작아 보이면 신체의 다른 부위—특히 목과 어깨, 상체 전반—가 더욱 길고 균형감 있게 인지되는 시각적 착시 효과가 발생합니다. 이는 전신의 실루엣을 보다 정제된 인상으로 재구성하는 데 기여합니다.

이러한 조화는 의상 착용 시 더욱 부각됩니다. 작은 얼굴은 옷의 구조적 선과 간섭하지 않으며, 상체의 여유 공간을 강조하기 때문에 어떤 스타일의 의상이든 더욱 깔끔하고 세련된 느낌을 전달할 수 있습니다. 실제로 패션모델이나 방송인을 선발할 때 작은 얼굴을 중요한 기준 중 하나로 고려하는 이유도, 이와 같은 전신 비례상의 이상적인 조화를 시각적으로 연출할 수 있기 때문입니다.

또한 디지털 이미지 및 영상 환경에서는 이러한 비율이 더욱 강조됩니다. 클로즈업 중심의 촬영 방식이나 SNS 이미지 프레임에서는 얼굴과 신체 비율의 균형이 콘텐츠 전반의 인상도에 직접적인 영향을 미치며, 결과적으로 시청자나 소비자에게 더욱 정돈되고 설득력 있는 이미지를 제공합니다.

결론적으로, 작은 얼굴은 단순히 독립적인 미의 기준이 아니라, 전체 체형과의 균형을 통해 인물의 존재감과 스타일의 완성도를 높이는 비례적 조형 요소로 기능합니다. 이는 외적 인상에서 가장 직관적으로 전달되는 구조적 설계 중 하나로 간주될 수 있습니다.

작은 얼굴이 선호되는 사회문화적 배경

현대 사회에서 '작은 얼굴'이 미적 선호의 중심에 놓이게 된 배경에는 디지털 미디어 환경의 급격한 변화와 개인의 이미지 관리에 대한 관심 증대가 자리하고 있습니다. 누구나 손쉽게 영상을 촬영하고 유통할 수 있는 시대가 도래하면서, 외모는 단순한 개성을 넘어서 '시각적 전략'의 한 형태로 기능하게 되었습니다.

영상 중심 플랫폼—예컨대 유튜브, 틱톡, 인스타그램 릴스—에서는 인물의 얼굴이 화면 대부분을 차지하는 경우가 많습니다. 이때 상대적으로 작고 균형 잡힌 얼굴은 프레임 내에서 정보의 집중도를 높이고, 시각적 정돈감을 강화하여 수용자에게 더욱 세련된 인상을 전달합니다. 단순한 '미의 표현'을 넘어, 이미지의 구조화 및 콘텐츠의 전달력까지 좌우하는 요소로 작용하는 셈입니다.

이러한 인식은 기술 환경과도 밀접하게 연결됩니다. 대다수의 카메라 애플리케이션이나 사진 보정 필터가 기본적으로 '얼굴 축소' 기능을 탑재하고 있으며, 이는 사용자의 요청 이전에 미적 기준을 전제하고 있다는 점에서 시사하는 바가 큽니다. 필터를 적용한 이미지에 익숙해진 사용자는 자연스러운 외모보다 가공된 얼굴을 더 편안하게 받아들이는 경향을 보이며, 이로 인해 실제 외모에 대한 기준 자체가 재정립되는 현상이 나타나고 있습니다.

더 나아가 '작은 얼굴'은 콘텐츠의 완성도 측면에서도 기능적 역할을 합니다. 정돈된 안면 비율은 단순히 외모의 아름다움을 넘어, 콘텐츠 전반의 시각적 명료성과 브랜드 이미지를 강화하는 데 기여합니다. 이는 마치 프레젠테이션 문서에서 여백과 정렬이 전달력을 높이는 것과 유사한 작용을 하며, 현대 디지털 커뮤니케이션의 주요 전략 중 하나로 부상하고 있습니다.

요컨대, 얼굴 크기에 대한 사회적 인식은 더 이상 개인의 외모 취향에만 국한되지 않으며, 미디어 생태계의 구조, 기술 발전, 시각적 표현 전략이 복합적으로 작용한 결과물이라 할 수 있습니다. '작은 얼굴'은 단지 아름다움의 상징이 아니라, 오늘날 영상 기반 커뮤니케이션 환경에서 '정돈된 정보'와 '전달력 있는 이미지'를 위한 하나의 구조적 장치로 기능하고 있습니다.

드라마, 광고, 뮤직비디오 등 시각 중심의 대중 콘텐츠 속 인물들이 대부분 작고 정돈된 얼굴형과 선명한 이목구비를 가진 이유는 단순한 미적 선호를 넘어, 이미지 소비의 구조적 특성과 밀접하게 연결되어 있습니다. 반복적으로 노출되는 시각 정보는 '이상적 외모'에 대한 집단적 인식을 형성하며, 이는 다시 사회 전체의 미적 감각을 규정짓는 기준점으로 기능하게 됩니다.

특히 미디어 환경이 고해상도 영상 중심으로 재편되면서, 얼굴은 '정보의 핵심 포인트'로 더욱 강조되고 있습니다. 작은 얼굴은 카메라 프레임 내에서 시각적 균형을 높이고, 인물의 인상을 또렷하게 부각시키는 효과가 있기 때문에, 자연스럽게 선호 대상이 됩니다. 이러한 선택은 무의식적인 선호의 결과라기보다는, 콘텐츠 완성도와 시청자 주목도를 고려한 전략적 결정에 가깝습니다.

동시에 일상 속에서의 기술적 경험 역시 이러한 미적 기준을 강화하고 있습니다. 셀피 문화의 확산, 화상 회의의 일상화, 프로필 이미지의 중요성 증가 등은 모두 '화면 속의 나'를 어떻게 표현할 것인가에 대한 고민과 연결되어 있습니다. 사용자들은 보정 앱, 촬영 각도, 조명, 스타일링은 물론, 피부 시술이나 윤곽 시술까지 다양한 방법을 통해 보다 정제된 인상을 구현하려는 노력을 기울이고 있습니다. 이 모든 선택은 단순히 외모 향상이라기보다는, 디지털 환경에서의 시각적 자아를 구성하는 일종의 문화적 실천이라 할 수 있습니다.

얼굴 크기에 영향을 주는 요인들

① 유전적 골격 구조

얼굴의 뼈 구조는 타고나는 부분이 크며, 광대뼈의 돌출 정도, 턱뼈의 폭과 각도, 이마의 모양 등이 얼굴의 인상에 큰 영향을 미칩니다.

② 근육 발달과 지방 축적

자주 턱을 꽉 무는 습관, 편측 저작(한쪽으로만 씹기), 딱딱한 음식 섭취 등은 저작근을 과도하게 발달시켜 얼굴이 넓어 보이게 합니다. 또한 지방이 특정 부위에 집중되거나 늘어지면 턱선이 무너지고 얼굴이 커 보일 수 있습니다.

③ 피부 상태와 림프 순환

부종은 일시적으로 얼굴을 넓게 보이게 만드는 가장 흔한 요인입니다. 수면 부족, 염분 과다 섭취, 림프 순환 저하 등이 얼굴의 부기나 붓기, 둔탁한 인상을 유발할 수 있습니다. 이는 얼굴 크기를 시각적으로 확장시키는 요인으로 작용합니다.

④ 자세와 생활 습관

스마트폰 사용, 수면 자세, 앉은 자세 등 일상적인 생활 습관도 얼굴 윤곽에 영향을 미칩니다. 고개를 자주 숙이면 이중 턱이 생기기 쉽고, 얼굴과 목의 경계가 흐려지면서 얼굴이 커 보이는 인상을 줄 수 있습니다.

작은 얼굴을 위한 일상 관리 전략

① 피부와 림프 관리

꾸준한 보습, 수분 섭취, 림프 순환 마사지를 통해 얼굴의 부종을 줄이고, 건강한 피부 톤과 탄력을 유지하는 것이 중요합니다. 하루 5~10분 정도 가벼운 얼굴 스트레칭이나 마사지 루틴을 실천하는 것만으로도 부기 제거에 도움이 됩니다.

② 생활 습관 개선

한쪽으로만 씹는 식습관을 교정하고, 턱을 무는 습관을 의식적으로 줄이는 것, 바른 자세를 유지하는 것만으로도 얼굴 근육의 불균형을 줄이고 선을 정리하는 데 도움이 됩니다.

③ 표정근 단련 운동

얼굴 표정 근육을 적절히 단련시키면 처짐을 방지하고 얼굴선의 탄력을 높일 수 있습니다. 예를 들어 볼을 부풀리는 운동, 혀로 볼살을 누르는 운동, 입꼬리 끌어올리기 운동 등이 대표적입니다.

④ 전문 시술 및 의료 접근

보톡스, 윤곽주사, 리프팅, 지방분해 주사 등 비수술적 시술은 비교적 간편하고 회복 기간이 짧다는 장점이 있어 많이 활용됩니다. 경우에 따라 턱끝 수술이나 광대축소 같은 수술적 방법도 고려되지만, 반드시 전문 의료진과 충분한 상담을 거친 후 결정해야 합니다. 특히 건강을 해치지 않는 '자연스러운 변화'를 지향하는 접근이 중요합니다.

영상 기반 미디어 환경이 일상화된 현대 사회에서는 외모를 구성하는 다양한 요소 중에서도 '작아 보이는 얼굴'이 주목받는 하나의 기준으로 자리 잡았습니다. 특히 스마트폰을 활용한 셀피 문화, 화상 회의의 일상화, SNS 프로필 이미지의 다양화 등은 얼굴이 화면 속에서 어떻게 인식되는지를 결정짓는 주요 요인이 되었고, 이는 곧 외모의 '정돈감'과 '비율감'을 중시하는 경향으로 이어졌습니다.

실제로 작은 얼굴은 프레임 내에서 시각적인 균형감을 형성하는 데 유리하며, 얼굴 중심의 화면 구성에서도 집중도와 선명함을 높여주는 역할을 합니다. 이로 인해 다양한 보정 앱이나 필터들이 얼굴을 작게 보이도록 설계되고 있으며, 사용자들 또한 이러한 이미지에 자연스럽게 익숙해지고 있습니다. 즉, 얼굴 크기의 축소는 단순한 미적 보정이 아니라, 시각적 설득력과 콘텐츠 전달력을 높이는 전략으로 작용하고 있습니다.

드라마나 광고 등 대중매체에서 반복적으로 등장하는 '작은 얼굴과 뚜렷한 이목구비'는 사회 전반의 미적 기준에 영향을 미치며, 대중의 인식에도 큰 변화를 일으켜왔습니다. 여기에 더해, 특정한 얼굴 형태나 비율이 반복적으로 재현되면서 하나의 '이상화된 이미지'가 형성되고, 그것이 곧 많은 사람들에게 도달 가능한 목표처럼 인식되는 구조도 강화되고 있습니다.

그러나 얼굴 크기는 타고나는 구조적 요소로, 이를 무리하게 바꾸려는 시도나 비현실적인 비교는 자존감 저하로 이어질 수 있습니다. 얼굴 크기 자체보다 중요한 것은 그 안에서 나타나는 인상, 표정의 생동감, 개성의 전달력입니다. 명확한 인상을 주는 사람, 긍정적인 에너지를 표현하는 사람은 얼굴의 크기와 상관없이 충분히 매력적으로 느껴지며, 현대의 미적 감각은 점점 더 이런 다양성과 '나다움'을 향해 열려가고 있습니다.

결론적으로, '작아 보이는 얼굴'이 콘텐츠 환경에서 시각적으로 유리한 조건임은 분명하지만, 그것이 미의 절대 기준은 아닙니다. 얼굴 크기보다 더 중요한 것은 자신에 대한 인식, 자기 스타일에 대한 이해, 그리고 그 안에서 나오는 여유와 자신감입니다. 미의 기준이 빠르게 변화하고 다원화되는 시대일수록, 타인의 시선에 맞추기보다는 자신의 고유한 인상을 어떻게 표현할 것인가에 대한 고민이 더욱 의미 있게 다가옵니다.

2-2

유전인가, 후천적 변화인가

유전적인 영향: 얼굴 구조의 기본 설계

유전적 요인은 얼굴 구조 형성에 있어 가장 근본적인 요소로 작용합니다. 얼굴의 기본적인 길이, 너비, 윤곽선, 턱의 각도, 광대의 돌출 정도 등은 모두 유전적으로 설계된 골격 구조에 따라 형성되며, 이는 개인의 외형적 인상에 결정적인 영향을 미칩니다. 이러한 골격적 특성은 성장기 동안 서서히 완성되며, 이후에는 자연적으로 변화시키기 어렵다는 한계를 갖습니다.

예를 들어, 하악골이 넓거나 하부 얼굴이 상대적으로 길게 발달된 경우, 전체적인 얼굴형이 각지고 얼굴이 커 보이는 인상을 줄 수 있습니다. 반면, 상악과 하악의 크기 차이가 크지 않고 하관이 짧고 부드럽게 곡선을 이루는 경우에는 얼굴이 작고 갸름해 보이는 인상을 형성하게 됩니다. 이러한 골격 구조는 수술적 개입 없이 근본적으로 바꾸기 어렵기 때문에, 유전적 요인이 외형에 미치는 영향은 매우 강력하다고 할 수 있습니다.

더불어, 기도 구조와 같은 기능적 해부학적 특성도 얼굴의 발달에 영향을 줄 수 있습니다. 대표적인 사례로 구강 호흡이 있습니다. 코가 아닌 입으로 숨 쉬는 습관이 지속될 경우, 턱이 아래 방향으로 성장하고 안면부가 길어지는 등 비정상적인 안모 발달을 초래할 수 있습니다. 이는 특히 성장기에 두드러지며, 얼굴의 전반적인 균형에 영향을 미치는 중요한 환경적 요소로 간주됩니다.

생활 습관 역시 얼굴 구조에 미세한 영향을 줄 수 있습니다. 수면 자세, 특히 높은 베개를 사용하거나 턱이 비정상적으로 젖혀진 자세가 장기간 지속될 경우, 얼굴 하부에 압력이 가해져 윤곽의 미세한 비대칭이나 변형이 발생할 수 있습니다. 이 역시 성장기에는 보다 큰 영향을 미치며, 외형뿐만 아니라 기능적인 부분까지 고려해야 하는 문제입니다.

후천적인 요인: 얼굴 라인을 바꾸는 생활 습관

후천적 요인은 얼굴 라인과 인상에 직·간접적으로 영향을 미치는 중요한 요소입니다. 선천적으로 주어진 골격 구조는 쉽게 바꾸기 어렵지만, 일상에서 반복되는 습관이나 자세, 생활 환경은 얼굴 윤곽과 전체 이미지에 서서히 영향을 축적시킬 수 있습니다. 특히 성장이 완료된 이후의 얼굴 변화는 이러한 후천적 요인의 누적 결과로 발생하는 경우가 많습니다.

① 생활 습관과 안면 비대칭

음식을 한쪽으로만 씹는 습관, 턱을 자주 괴는 자세, 턱에 지속적인 하중이 가해지는 습관 등은 안모 비대칭을 유발할 수 있습니다. 이러한 비대칭은 단순히 좌우 얼굴의 크기 차이를 넘어, 턱선의 경사, 광대의 돌출, 심지어 눈썹 높이의 비대칭 등 다양한 형태로 나타날 수 있으며, 장기적으로는 교합 문제나 안면근 불균형으로 이어질 가능성도 있습니다.

② 전자기기 사용과 경부·하악 라인 변화

스마트폰이나 노트북을 장시간 아래로 바라보는 자세는 경추의 정렬을 무너뜨리고, 자연스럽게 턱 아래의 피하지방과 림프 흐름에 영향을 미쳐 이중턱 형성에 기여할 수 있습니다. 특히 하악 아래 부위(서브멘탈 영역)에 지방이 축적되기 쉬운 자세가 반복되면, 얼굴이 전반적으로 넓어 보이고, 윤곽이 흐려지는 인상이 강화될 수 있습니다.

③ 부종과 림프 정체

스트레스, 수면 부족, 고염식 섭취는 림프 순환을 방해하고, 안면 부종을 유발하는 주요 요인입니다. 부종은 일시적인 현상일 수 있지만, 반복될 경우 피부 탄력 저하, 진피 내 콜라겐 구조의 불균형, 윤곽의 흐트러짐 등으로 이어질 수 있습니다. 특히 눈가, 광대 하부, 하악선 주변의 부종은 얼굴이 둔하고 커 보이는 원인이 되며, 장기적으로 얼굴 라인의 선명도를 떨어뜨릴 수 있습니다.

④ 지속적 변화의 누적

이러한 후천적 변화는 단기간에 두드러지지 않지만, 일상 속에서 수개월, 수년간 누적될 경우 육안으로도 인지 가능한 외형 변화를 유발합니다. 초기에는 셀카나 영상 속 얼굴의 분위기가 '이전과 다르다'는 정도로 감지되지만, 점차적으로 피부 탄력 저하, 라인의 무너짐, 부정렬된 윤곽 등으로 이어지며 인상 전반을 바꾸게 됩니다.

⑤ 교정 가능한 영역과 관리 전략

다행히 후천적 요인에 의한 변화는 일정 부분 관리와 개선이 가능합니다. 양측 교합을 유지하는 저작 습관, 자세 교정(특히 경추 정렬 유지), 수면의 질 향상, 저염식 식단 구성, 림프 순환을 위한 가벼운 마사지 등이 얼굴 라인의 유지와 회복에 도움이 됩니다. 전문가에 따라선 비수술적 안면 윤곽 관리(예: 고주파, 하이푸, 림프 관리, 근막 이완 치료)를 통해 안모 균형을 회복하는 접근도 제안합니다.

후천적 요인은 얼굴의 미적 구조뿐 아니라 기능적 균형에도 영향을 미치는 만큼, 일상의 작은 습관을 점검하고, 정돈된 자세와 생활을 유지하는 것이 건강한 안면 윤곽 관리의 핵심이라 할 수 있습니다. 얼굴이 '크다/작다'보다 더 중요한 것은 '균형 잡히고 조화롭게 보이느냐'이며, 이는 얼마든지 후천적 노력으로 개선 가능한 영역입니다.

교정 가능한 부분은 무엇일까?

유전적인 요소는 바꿀 수 없지만, 후천적인 요인은 충분히 관리하고 개선할 수 있습니다. 예를 들어 다음과 같은 생활 개선은 얼굴 인상을 더 정돈되게 만들 수 있습니다.

① 양쪽 고르게 씹기

음식을 양쪽으로 고르게 씹는 습관은 얼굴 비대칭을 줄이는 데 효과적입니다.

② 바른 자세 유지

스마트폰이나 책을 볼 때 고개를 숙이지 않고, 턱을 괴지 않는 습관은 이중 턱을 예방하는 데 도움이 됩니다.

③ 림프 순환 개선

수분 섭취, 짠 음식 줄이기, 가벼운 얼굴 스트레칭이나 마사지 등은 부기를 줄이고 얼굴 윤곽을 살리는 데 도움이 됩니다.

④ 표정근 운동

입꼬리 끌어올리기, 볼살 밀어내기 등의 간단한 운동도 탄력 있는 인상을 만드는 데 기여할 수 있습니다.

얼굴은 타고난 골격뿐 아니라, 우리가 무심코 반복하는 생활 습관에 의해 얼마든지 변화할 수 있는 부분입니다. 한쪽으로만 음식을 씹거나 턱을 괴는 행동, 스마트폰을 볼 때 고개를 깊게 숙이는 자세처럼 일상에서 흔히 하는 행동들이 얼굴 근육의 불균형을 유발하고, 장기적으로 윤곽이나 라인에까지 영향을 줄 수 있습니다.

또한 짠 음식을 자주 섭취하거나 수면이 부족한 날에는 얼굴이 붓고 전체적으로 둔해 보이는 현상이 생기는데, 이는 림프 순환 저하로 인한 부기 때문입니다. 이런 상태가 반복되면 일시적인 변화에 그치지 않고, 얼굴의 구조적 인상까지 바뀌게 되죠.

이런 흐름 속에서 '작은 얼굴'이 하나의 미적 기준처럼 여겨지지만, 꼭 그 기준을 따라야 하는 것은 아닙니다. 얼굴의 크기는 하나의 외형적 특징일 뿐이며, 개성 있고 조화로운 인상이야말로 더 큰 매력 포인트가 될 수 있습니다. 얼굴이 조금 크거나 각져 있어도, 그 사람만의 분위기와 자신감에서 오는 매력은 충분히 눈길을 끌 수 있습니다.

중요한 건 나의 얼굴을 잘 이해하고, 그에 어울리는 스타일과 태도를 갖추는 것입니다. 외모에 대해 긍정적인 인식을 가진 사람은 자신을 자연스럽게 가꾸고, 자신만의 아름다움을 잘 표현할 줄 알기에 더 좋은 인상을 남깁니다. 진정한 아름다움은 기준을 따르는 데서가 아니라, 스스로를 존중하는 삶의 태도에서 시작된다는 사실을 기억해도 좋겠습니다.

2-3

마른 얼굴이 작은 얼굴은 아니다

'마른 얼굴'이라고 해서 꼭 '작은 얼굴'인 것은 아닙니다. 얼굴이 말랐다고 해도 그 인상이 크거나 넓어 보일 수 있는 이유는 얼굴의 크기를 단순히 살집의 유무로 판단할 수 없기 때문입니다. 얼굴의 실제 크기와 인상은 골격의 크기, 근육의 발달 정도, 피부와 연부 조직의 상태, 얼굴의 비율과 입체감 등 다양한 요소들이 복합적으로 작용하여 결정됩니다.

얼굴의 크기를 결정하는 다양한 요소

얼굴의 크기는 단순한 수치가 아니라, 다양한 해부학적·생리적 요소들이 복합적으로 작용한 결과입니다. 단순히 살이 많고 적다는 이유만으로 얼굴이 커 보이는 것은 아니며, 오히려 뼈 구조, 피부 탄력, 근육의 사용 습관, 비율과 입체감 등 여러 요인들이 복합적으로 작용하여 얼굴의 인상과 크기를 좌우하게 됩니다.

예를 들어, 광대뼈가 바깥으로 돌출되었거나 턱선이 각져 있는 사람의 경우, 체중이 줄어도 윤곽이 더욱 도드라지면서 오히려 얼굴이 더 커 보일 수 있습니다. 반대로 얼굴살이 너무 없는 경우에도 볼이나 눈 밑이 꺼져 입체감이 줄어들고, 얼굴이 길어 보이는 인상을 줄 수 있습니다. 이처럼 뼈 구조는 얼굴의 기본적인 틀을 결정짓는 핵심 요소이며, 성장이 끝난 이후에는 자연적인 변화가 쉽지 않기 때문에 타고난 골격에 대한 이해가 먼저 선행되어야 합니다.

피부의 탄력 또한 얼굴의 윤곽을 결정짓는 중요한 변수입니다. 피부가 탄탄하지 못하면 중력의 영향을 받아 처짐이 발생하고, 이로 인해 턱선이 무너지거나 볼살이 늘어지면서 얼굴이 퍼져 보이는 인상을 줄 수 있습니다. 특히 마른 얼굴에서 피부 탄력이 떨어질 경우, 오히려 얼굴이 더 길고 피곤해 보이는 효과가 발생하기도 합니다.

얼굴의 비율과 입체감도 시각적인 크기 인식에 중요한 역할을 합니다. 같은 얼굴 크기라도 이목구비가 얼굴 안에서 균형 있게 자리 잡고 있고, 위·중·하안부의 비율이 조화롭다면 더 작고 단정한 인상을 줄 수 있습니다. 반대로 눈, 코, 입이 중앙에 몰려 있거나 지나치게 퍼져 있는 구조는 전체 얼굴이 넓거나 어색해 보이게 만들 수 있습니다.

생활 습관 역시 얼굴 윤곽에 영향을 미치는 중요한 후천적 요소입니다. 한쪽으로만 음식을 씹는 습관, 자주 턱을 괴는 자세, 스마트폰을 아래로 내려다보며 사용하는 행동 등은 얼굴의 특정 근육에 반복적이고 편중된 자극을 주어 비대칭을 유발할 수 있습니다. 또한 이러한 습관은 턱 주변의 지방 축적이나 근육 불균형을 초래해 이중턱, 처진 윤곽 등으로 이어질 수 있습니다.

스트레스나 수면 부족, 과도한 나트륨 섭취 등으로 인한 부기 또한 얼굴을 일시적으로 더 커 보이게 만들 수 있습니다. 이는 림프 순환이 저하되면서 눈 밑, 볼, 턱 라인 등에 수분이 정체되는 현상으로, 반복되면 피부 탄력 저하와 라인 붕괴로 이어질 수 있습니다. 단기적인 변화처럼 보이지만, 누적될 경우 장기적인 인상 변화로 이어지기 때문에 주의가 필요합니다.

결국 얼굴이 작아 보이는지, 커 보이는지는 단순한 체중이나 살의 문제를 넘어서 구조적, 피부적, 기능적, 습관적 요소들이 복합적으로 작용한 결과입니다. 따라서 무리한 다이어트보다는 내 얼굴의 구조와 특성을 정확히 이해하고, 그에 맞는 생활 습관을 유지하며, 피부 탄력과 근육 균형을 잘 관리하는 것이 건강하고 자연스러운 아름다움으로 이어지는 가장 효과적인 방법이라 할 수 있습니다. 외적인 수치보다 중요한 것은 얼굴 전체가 주는 인상이며, 이는 조화와 균형, 그리고 자기 자신을 잘 이해하고 관리하는 태도에서 비롯됩니다.

마른 얼굴이 커 보이는 이유

마른 얼굴이 상대적으로 커 보이는 현상은 피하지방의 부족 자체보다는, 얼굴 윤곽과 골격이 보다 명확하게 드러나는 데에서 비롯됩니다. 적절한 연부조직이 존재할 경우 얼굴 선은 부드럽고 곡선적인 인상을 주지만, 피하지방이 얇아질수록 광대, 하악각, 턱선 등 뼈 구조가 시각적으로 도드라지며 날카롭고 각진 이미지가 강조됩니다. 이는 얼굴이 실제보다 더 커 보이는 시각적 착시를 유발할 수 있습니다.

특히 얼굴 골격이 크거나 돌출된 구조를 가진 경우에는, 살이 빠질수록 뼈대가 외곽선처럼 부각되며 얼굴 프레임이 강조됩니다. 이는 마치 두꺼운 안경테가 얼굴의 외곽을 강조하는 것처럼, 윤곽이 강조될수록 시선이 외곽으로 분산되며 얼굴의 '넓이' 혹은 '크기'에 대한 인식이 증가하는 효과를 만듭니다.

또한, 마른 얼굴은 외부 자극이나 생활 습관의 영향을 더 민감하게 반영합니다. 턱을 괴거나 한쪽으로만 저작하는 습관, 수면 중 악물기 및 이갈이 등은 얼굴 근육의 비대칭을 유발하고, 연부조직이 얇은 상태에서는 그러한 비대칭이 쉽게 드러납니다. 근육과 지방층이 충분한 경우에는 미세한 좌우 차이를 자연스럽게 흡수하지만, 마른 얼굴은 그 완충작용이 떨어져 미묘한 불균형조차 인상에 크게 영향을 줄 수 있습니다.

자세 또한 얼굴 인상에 중요한 변수로 작용합니다. 특히 머리를 앞으로 내미는 전방 머리 자세(Forward Head Posture)는 경부와 턱선을 무너뜨려, 얼굴이 아래로 확장된 듯한 인상을 줄 수 있습니다. 이러한 자세가 지속되면 하악 부위의 연부조직에 불필요한 압력이 가해지고, 피부 탄력과 근육 긴장도에 부정적 영향을 미칩니다.

결과적으로 얼굴이 작아 보이느냐, 커 보이느냐는 단순히 지방의 양이 아니라, 뼈대 구조, 피부 탄력, 근육 대칭성, 그리고 자세 및 생활 습관 등 다양한 요인의 총합으로 결정됩니다. 단순한 체중 감량이나 지방 감소만으로는 작고 정돈된 얼굴 인상을 구현하기 어렵습니다.

중요한 것은 개개인의 얼굴 구조를 올바르게 이해하고, 그에 적합한 피부 탄력 유지, 근육 균형 회복, 바른 자세 습관 등의 전략을 통합적으로 실행하는 것입니다. 이는 단순한 미용의 영역을 넘어, 건강하고 조화로운 인상을 만드는 데 중요한 기초가 됩니다.

진정한 아름다움은 특정 기준을 충족시키는 데 있는 것이 아니라, 자신을 정확히 이해하고 조화롭게 관리할 줄 아는 태도에서 비롯됩니다. 마른 얼굴을 가진 경우라면, 단순히 살을 더 빼기보다는 현재의 얼굴 구조와 컨디션에 맞춘 정밀한 접근이 필요합니다. 이러한 통합적이고 전략적인 자기 관리가 결국 가장 자연스럽고 건강한 인상을 만들어냅니다.

2-4

얼굴형, 탄력, 지방의 복합적 요소

작은 얼굴을 결정짓는 요소는 단순히 얼굴에 살이 많고 적은지를 넘어, 우리의 해부학적 구조, 피부의 건강 상태, 근육의 사용 습관, 지방의 분포와 같은 다양한 요인이 복합적으로 작용한 결과입니다. 이 요소들이 서로 균형을 이루고 조화를 이룰 때, 우리는 비로소 '이상적인 얼굴 크기와 윤곽'을 만들어낼 수 있으며, 이는 단순한 미적 기준을 넘어서 자신감과 건강의 표현으로도 이어질 수 있습니다.

얼굴형 : 뼈와 골격 구조의 영향

이마, 광대, 턱은 얼굴의 윤곽을 결정짓는 주요 골격 구조입니다. 이마가 넓고 평평하면 시각적으로 얼굴 윗부분이 강조되어 얼굴 전체가 커 보일 수 있으며, 광대가 측면으로 돌출되어 있으면 얼굴 폭이 넓어 보이고, 턱이 각진 경우에는 강하고 넓은 인상을 형성하게 됩니다. 반대로 이마가 적절히 후방으로 기울고, 턱선이 부드럽게 이어지는 경우에는 얼굴이 보다 작고 세련된 인상을 줄 수 있습니다.

얼굴 윤곽이 자연스럽게 연결되는 경우에는 조화롭고 정돈된 이미지가 형성되며, 이는 외적인 균형감뿐만 아니라 심리적인 안정감까지 전달하는 요소로 작용합니다. 반면, 특정 부위가 과도하게 돌출되어 있거나 윤곽의 각이 심하게 드러나는 경우에는 얼굴이 울퉁불퉁하고 크다는 인상을 줄 수 있으며, 특히 옆모습에서는 턱선이나 광대의 돌출이 더 두드러져 전체 인상이 날카롭고 강하게 보일 수 있습니다.

중요한 것은 단순히 뼈대의 크기뿐 아니라, 뼈 구조의 정렬과 좌우의 균형입니다. 예를 들어 턱을 한쪽으로 자주 사용하는 습관이나 좋지 않은 자세는 양측 광대의 높이 차이, 턱의 비대칭, 얼굴 라인의 기울어짐 등을 유발할 수 있으며, 이러한 변화는 장기적으로 얼굴이 더 크고 비조화롭게 보이도록 만듭니다.

얼굴 비대칭은 단순한 외모의 문제를 넘어서 기능적인 불편으로 이어질 수 있습니다. 턱관절 이상, 만성적인 두통, 목과 어깨의 긴장 등 신체 전반에 영향을 줄 수 있으며, 이는 궁극적으로 삶의 질까지도 저하시킬 수 있습니다. 따라서 평소 올바른 자세 유지, 양측 턱의 균형 있는 사용, 얼굴 근육의 고른 활용 등은 외형적인 조화를 넘어 건강을 위한 필수적인 생활 습관입니다.

작고 정돈된 얼굴 인상을 만들고자 한다면 단순히 체중 감량이나 윤곽 개선에만 집중하기보다, 뼈대에 대한 구조적 이해와 자세 교정, 턱 사용 습관 개선 등 전반적인 기능과 균형을 아우르는 접근이 필요합니다. 얼굴은 단편적인 부위의 변화보다, 전체적인 구조와 정렬의 조화 속에서 더욱 자연스럽고 건강한 아름다움을 드러낼 수 있습니다.

탄력 : 피부와 근육의 건강도

피부와 근육의 탄력은 얼굴의 크기나 윤곽, 그리고 전반적인 인상에 매우 중요한 영향을 미칩니다. 얼굴의 외곽선을 형성하는 피부는 가장 바깥층에 위치하여 탄력이 저하되면 쉽게 처지고 늘어질 수 있으며, 이는 광대 아래, 턱선 등 주요 윤곽 부위의 경계를 흐릿하게 만들어 전체적인 얼굴 인상을 길고 무겁게 보이게 합니다. 특히 피부가 얇고 콜라겐이나 엘라스틴 밀도가 낮은 경우, 중력의 영향을 더 크게 받아 얼굴 하부로 중심이 쏠리는 현상이 쉽게 발생합니다.

근육 역시 마찬가지로 얼굴의 윤곽을 지지하는 역할을 합니다. 이를 과도하게 악무는 습관이나 스트레스로 인한 턱 근육 긴장은 하관을 발달시켜 얼굴이 무겁고 넓어 보이게 할 수 있으며, 한쪽 턱만 사용하는 편측 저작 습관은 좌우 비대칭을 유발하여 얼굴을 울퉁불퉁하고 크다는 인상으로 만들 수 있습니다. 이러한 근육 불균형은 시간이 지날수록 고착화되며 시각적으로도 더욱 두드러지게 나타납니다.

노화로 인한 탄력 저하는 얼굴선 변화에 직접적인 영향을 줍니다. 콜라겐, 엘라스틴 감소와 더불어 지방 패드의 위치가 아래로 이동하면서 볼 살이 처지고 팔자주름이 깊어지며, 이중턱이 형성됩니다. 이는 하안면이 무거워 보이는 원인이 되며, 얼굴의 중심이 아래쪽으로 쏠리면서 전체적인 얼굴 인상이 늘어져 보이는 결과로 이어집니다.

지방 역시 얼굴 비율과 인상에 중요한 요소로 작용합니다. 단순히 지방이 많은 것이 문제가 아니라, 어디에 지방이 몰려 있는가가 관건입니다. 광대 아래, 턱선 주변, 이중턱 부위에 지방이 과도하게 분포되면 얼굴이 아래로 퍼져 보이며 윤곽이 뚜렷하지 않은 인상을 줄 수 있습니다. 반면, 지방이 적절히 분포되어 있고 피부 탄력이 유지된 얼굴은 보다 입체적이고 작아 보일 수 있습니다.

이러한 모든 요소들은 서로 긴밀하게 연결되어 있으며, 단순히 다이어트를 하거나 체중을 감량하는 것만으로는 해결되지 않습니다. 피부 탄력을 유지하고, 얼굴 근육의 좌우 균형을 잡고, 지방 분포를 조절하며, 일상 생활 속 자세와 습관까지 함께 점검하는 통합적인 관리가 필요합니다. 단기적인 체중 변화보다는 장기적인 균형과 건강을 고려한 접근이 얼굴 윤곽을 보다 안정적으로 유지하고, 자연스럽고 건강한 인상을 만들어내는 데 효과적입니다.

전체적인 조화와 균형의 중요성

이상적인 얼굴의 크기와 형태는 단일 요소로 규정될 수 있는 단순한 결과가 아닙니다. 얼굴의 인상은 골격, 피부, 근육, 지방이라는 네 가지 구조적 요소가 유기적으로 균형을 이룰 때 가장 조화롭고 안정적인 형태로 표현됩니다. 이 중 어느 하나라도 과도하게 발달하거나 부족하면 얼굴은 작게 보이기보다는 오히려 크고 불균형한 인상을 줄 수 있습니다. 예를 들어, 탄력이 부족한 피부는 윤곽선을 무너뜨리고, 과도하게 발달한 근육은 하관을 넓혀 보이게 하며, 지방이 특정 부위에 집중되면 얼굴의 비율이 무너집니다. 반대로 지방이 지나치게 적으면 얼굴이 평면적이고 피로한 인상을 남길 수 있습니다.

결국 얼굴의 '작아 보임' 혹은 '조화로움'은 체중 감량이나 일시적인 시술로 완성되는 것이 아닙니다. 피부 탄력의 유지, 근육 사용 습관의 개선, 지방의 분포 관리, 골격의 대칭성 확보 등 복합적인 접근이 필수적입니다.

얼굴은 단순한 미적 구조물이 아니라, 오랜 시간 축적된 생활 습관과 생리적 패턴이 반영된 결과물이기 때문입니다.

따라서 아름다운 얼굴을 만드는 핵심은 특정 부위를 교정하는 단일한 방법이 아니라, 일상 속의 작은 습관들이 만들어내는 구조적 균형입니다. 바른 자세, 올바른 저작 습관, 충분한 수면, 스트레스 조절, 그리고 꾸준한 피부 관리가 모두 얼굴의 형태와 인상에 직·간접적으로 영향을 미칩니다. 전문적인 시술이나 미용적 접근 또한 이러한 기본 관리 위에 더해질 때 비로소 자연스럽고 지속 가능한 효과를 발휘할 수 있습니다.

결론적으로, 이상적인 얼굴 비율은 '작음'의 문제가 아니라 균형과 조화의 문제입니다. 미의 기준이 변화하더라도 균형 잡힌 얼굴은 시대를 초월한 안정감과 신뢰감을 주며, 이는 결국 건강한 습관과 자기 이해에서 비롯된 자연스러운 결과물이라 할 수 있습니다.

어떻게 관리할 수 있을까?

① 피부 탄력 유지

보습, 마사지, 콜라겐 생성 촉진 제품 등을 통해 피부의 밀도와 탄력을 유지하면 윤곽이 더 선명해지고 처짐을 예방할 수 있습니다.

② 근육 이완과 비대칭 습관 개선

양쪽 턱을 고르게 사용하고, 턱 괴기나 이갈이 같은 습관을 줄이면 비대칭이 완화되고 얼굴선이 균형을 찾을 수 있습니다.

③ 지방 분포의 최적화

지방이 필요 이상으로 줄어들면 오히려 꺼짐이 강조되므로, 볼륨은 유지하면서 군살만 관리하는 방향이 이상적입니다.

④ 뼈 구조 케어

자세 개선, 경추 정렬, 턱관절 이완 운동 등을 통해 얼굴의 기본 틀을 바로잡는 것도 얼굴 크기 인상에 도움이 됩니다.

따라서 얼굴을 작고 정돈된 인상으로 가꾸고자 한다면 단순히 다이어트나 시술에 의존하기보다는, 생활 속 작은 습관부터 개선해나가는 것이 중요합니다. 예를 들어 턱을 괴는 습관을 피하고, 음식은 양쪽 턱으로 고르게 씹으며, 고개를 앞으로 내미는 자세를 바로잡는 것부터 시작할 수 있습니다. 수분 섭취를 충분히 하고 염분을 줄이는 식습관, 충분한 수면과 스트레스 관리도 얼굴 부기와 탄력에 직접적인 영향을 줍니다.

결국 조화롭고 건강한 얼굴이란, 타고난 요소와 후천적인 관리가 함께 만들어내는 결과입니다. 자기 얼굴을 객관적으로 이해하고, 그에 맞춰 습관을 조정하고 피부와 근육을 꾸준히 관리하는 것이야말로, 시간이 지나도 자연스럽고 아름다운 인상을 유지하는 가장 안정적인 방법입니다. 아름다움은 숫자가 아닌 균형에서 비롯된다는 사실을 기억하며, 자신에게 맞는 리듬과 방향으로 꾸준한 관리를 이어가는 것이 가장 중요합니다.

제 3 장

성형 없이 얼굴을 바꿀 수 있을까

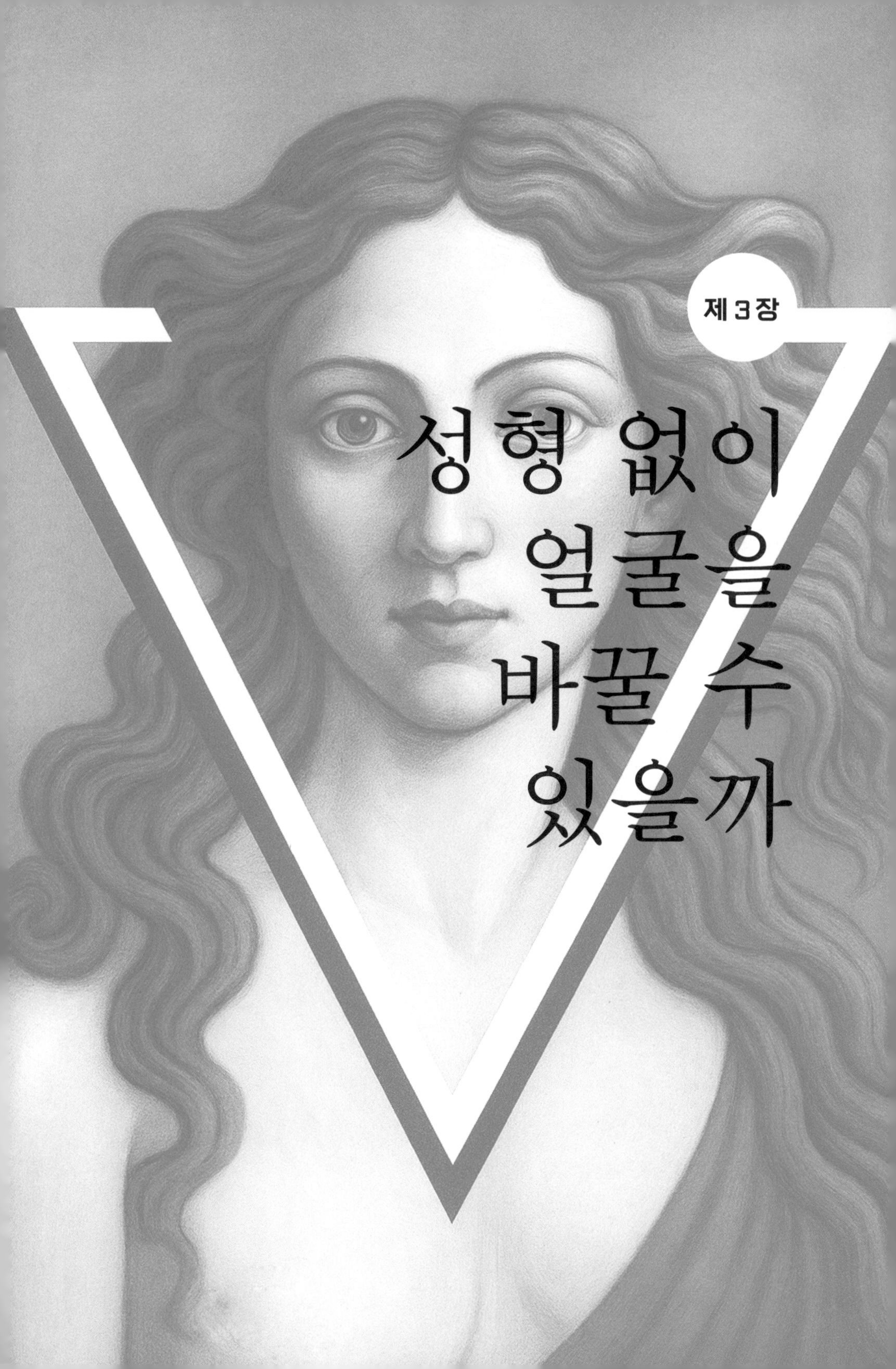

3-1

수술 없이 가능한 방법들

광대 부위의 돌출이 두드러지고, 관자놀이·앞볼·팔자 부위의 연조직이 함몰되어 있는 경우, 얼굴 전체는 단단하고 날카로운 인상을 줄 수 있습니다. 이러한 윤곽의 불균형은 많은 사람들이 골격의 크기나 돌출된 뼈 때문이라고 오해하기 쉽지만, 실제로는 피부, 피하지방, 근육 등 다양한 연부조직의 조화와 입체적 분포가 중요한 역할을 합니다. 즉, 안면 윤곽은 단일한 구조가 아니라 복합적인 해부학적 요소들이 정교하게 상호작용하며 형성된 결과물입니다.

광대 아래쪽 볼륨이 비어 있는 경우, 광대 자체의 돌출이 더욱 강조되어 시각적으로 부피가 커 보이는 착시가 발생합니다. 관자 부위까지 함께 꺼져 있다면, 측면 윤곽의 흐름이 단절되면서 얼굴은 더욱 날카롭고 피곤해 보이는 인상을 유발할 수 있습니다. 앞볼의 경우, 그 부위가 평평하거나 함몰되어 있을 때에는 얼굴 중심부의 입체감이 감소하고, 이로 인해 광대는 더욱 부각되어 보이며, 전체 얼굴의 너비가 넓어 보이는 경향이 강해집니다.

팔자주름 부위의 꺼짐은 중안면의 지지력을 약화시키며, 그림자와 굴곡을 만들기 때문에 노화된 인상 또는 활력을 잃은 이미지로 이어집니다. 입 주변의 연조직이 부족한 경우에는 상대적으로 입이 튀어나와 보이는 시각적 왜곡이 생길 수 있으며, 무턱이 동반된다면 하안면 윤곽의 흐름이 무너져 턱 끝이 모호해지고 '자갈턱'처럼 불규칙하고 굴곡진 라인이 형성되기도 합니다. 이는 결과적으로 얼굴 하부의 조화와 비율을 크게 저해하게 됩니다.

이처럼 안면 인상은 단순히 두개골의 크기나 돌출 여부만으로 평가할 수 없습니다. 피부의 탄력, 지방의 양과 위치, 근육의 움직임과 긴장도, 표정근의 작용 등이 결합되어야 진정한 윤곽의 균형이 성립됩니다. 실제로 뼈 구조가 다소 돌출되어 있더라도, 주변 연부조직이 잘 지지되고 적절하게 채워져 있다면, 자연스럽고 조화로운 인상을 줄 수 있습니다. 반대로, 골격 자체는 작지만 연부조직이 과도하게 꺼져 있을 경우, 얼굴은 각지고 울퉁불퉁하게 느껴질 수 있으며, 전반적으로 피로하고 노화된 이미지를 남기게 됩니다.

이러한 윤곽의 비대칭성이나 불균형에 대한 비수술적 대안으로 최근 주목받고 있는 방법이 미세지방이식(micro-fat grafting)입니다. 이 시술은 자가 지방을 복부나 허벅지 등에서 채취하여, 정제 과정을 거친 뒤, 매우 미세한 입자로 분리한 후 안면의 꺼진 부위에 정밀하게 주입하는 방식입니다. 단순한 볼륨 보충을 넘어서, 얼굴의 구조적 밸런스를 섬세하게 조율하고, 전체적인 인상을 부드럽게 정돈하는 데 탁월한 효과를 보입니다.

미세지방이식의 가장 큰 장점은 자가 조직을 활용하기 때문에 생체 적합성이 높고, 거부 반응이나 알레르기 위험이 거의 없다는 점입니다. 또한, 캐뉼라를 이용한 주입 방식으로 혈관이나 신경 손상의 위험이 낮고, 절개 없이 이루어지기 때문에 회복 기간이 짧고 일상 복귀가 빠릅니다. 특히 이식되는 지방의 입자가 매우 미세하게 정제되어 있을 경우, 조직 내에서 자연스럽게 퍼지며 생착률이 높고, 결과 또한 보다 매끄럽고 유연하게 나타납니다.

다만, 지방이식은 단순한 시술이 아닙니다. 안면 해부학에 대한 정밀한 이해와 숙련된 테크닉, 그리고 미적 감각이 조화를 이루어야만 자연스럽고 조화로운 결과를 기대할 수 있습니다. 지방의 주입 위치와 깊이, 양의 조절이 미세하게 이뤄지지 않으면, 오히려 뭉침 현상이나 비대칭, 돌출 등 부자연스러운 결과를 초래할 수 있습니다. 따라서 경험이 풍부한 전문의와 충분한 상담을 거쳐 본인의 얼굴 구조와 조직 상태에 맞춘 계획을 수립하는 것이 필수적입니다.

결론적으로, 안면 윤곽의 이상적인 개선은 단일 구조의 제거나 축소가 아니라, 연부조직의 부드러운 보완을 통해 전체적인 균형과 입체감을 회복하는 데 있습니다. 본인의 얼굴 특성과 해부학적 조건을 정확히 파악하고, 무리하지 않는 범위 내에서 단계적으로 개선해 나가는 접근은 장기적으로 훨씬 더 건강하고 자연스러운 안면 인상을 형성할 수 있습니다. 미세지방이식은 그러한 점진적 변화와 미세 조정을 가능케 하는 효과적인 수단으로, 단지 외모의 변화를 넘어, 자신감 회복과 삶의 질 향상에도 긍정적인 영향을 미칠 수 있습니다.

3-2

운동, 마사지, 홈케어의 한계

운동

표정근 운동은 연부조직의 탄력 유지와 윤곽 보정에 효과적인 방법입니다. 특히 광대 승천 운동은 광대 하부의 처짐을 방지하고, 중안면부 근육의 긴장도를 유지하여 얼굴 중심부의 볼륨을 보완하는 데 기여합니다. '오', '아' 등의 모음 발음을 반복하며 입을 크게 벌리는 구강 근육 운동은 입가 라인과 하악부 윤곽을 보다 매끄럽게 다듬는 데 유용합니다.

뭉크 스트레칭과 같은 과장된 표정 동작은 안면 전체의 근육군을 자극합니다. 눈썹을 들어 올리고 입을 크게 벌리는 동작은 표정근 전반에 긴장을 유도하며, 안면 순환을 개선하고 근막의 유연성을 높이는 데 도움을 줍니다. 짧은 시간의 반복만으로도 근육 이완과 생기 있는 인상 회복에 긍정적인 영향을 미칩니다.

전신 스트레칭은 안면부의 혈류 개선과 림프 순환 촉진을 통해 피부 컨디션 전반에 기여할 수 있습니다. 안면과 체간은 해부학적으로 연결되어 있으며, 목과 어깨의 근육 이완은 안면 긴장도를 낮추고 부기 완화에도 효과적입니다. 간단한 전신 스트레칭은 특히 아침과 저녁 시간대에 수행할 때 피부 톤과 윤기를 유지하는 데 도움을 줄 수 있습니다.

자가 안면 마사지는 간편하면서도 효과적인 관리법입니다. 세안 후 혹은 크림 도포 시 손끝이나 손가락 관절을 이용해 광대 하부, 턱선, 눈 아래 등의 부위를 부드럽게 압박하거나 원을 그리듯 자극하면, 림프 정체 해소와 혈류 개선에 효과적입니다. 특히 광대 아래와 이중턱 부위는 정기적인 자극을 통해 인상이 부드럽고 정돈된 형태로 개선될 수 있습니다.

작은 습관의 지속적인 실천은 얼굴의 입체감과 조직 밸런스를 안정적으로 유지시키는 데 기여합니다. 복잡하거나 고가의 장비 없이도, 얼굴의 구조를 이해하고 그 흐름에 맞춰 관리하는 태도만으로도 긍정적인 인상 변화가 가능하다는 점에서, 이러한 비수술적 관리법은 미용뿐 아니라 심리적 만족도 측면에서도 가치가 높습니다.

운동의 한계

비수술적 방법으로 얼굴 인상을 개선하는 데 안면 근육 운동이나 마사지는 일정 수준의 효과를 기대할 수 있는 보조 수단입니다. 그러나 이러한 방법들이 모든 사람에게 동일한 결과를 제공하지는 않습니다. 이는 개인별 해부학적 구조, 피부 타입, 근육의 분포, 유전적 특성 등이 상이하기 때문이며, 같은 방법이라도 반응 속도와 변화의 정도는 개인차가 큽니다.

예를 들어, 안면 근육 운동은 표정근의 탄력 향상과 미세주름 예방에 도움이 될 수 있지만, 정확한 근육을 타겟으로 해야 의미 있는 효과를 기대할 수 있습니다. 반면, 잘못된 방식으로 반복하거나 과도하게 시행할 경우 오히려 표정근의 긴장 상태가 증가하면서 주름이 심화되거나, 비대칭이 발생할 가능성도 배제할 수 없습니다. 안면 근육은 크기가 작고 정밀한 구조를 가지므로, 운동 시 더욱 섬세한 접근이 요구됩니다.

안면 마사지는 림프 순환 개선, 부기 감소, 혈류 촉진 등의 효과로 인해 미용적 목적에서 널리 활용됩니다. 그러나 과도한 압력이나 부적절한 방향의 자극은 피부 탄력 저하, 피하조직 손상, 멍과 같은 부작용으로 이어질 수 있습니다. 특히 민감성 피부를 가진 개인의 경우 더 큰 주의가 필요하며, 손끝의 압을 부드럽게 조절하고 짧은 시간 내에 시술하는 것이 바람직합니다.

또한, 이러한 비수술적 관리법은 단회성으로 즉각적인 효과를 기대하기보다는 장기간의 반복과 꾸준한 실천을 통해 점진적인 변화를 도모해야 합니다. 실질적인 윤곽 변화보다는 컨디션 유지, 안색 개선, 표정 라인의 부드러운 완화 등 '피부 건강을 위한 보조적 습관'으로 인식하는 것이 보다 현실적인 접근입니다.

현재까지도 안면 운동 및 마사지를 통한 구조적 윤곽 개선 효과는 학술적·의학적으로 확정된 근거가 제한적입니다. 따라서 이러한 방법에 과도한 기대를 걸기보다는, 자기 얼굴의 상태를 정확히 이해하고, 필요한 경우 전문의의 상담을 병행하여 적절한 방식으로 활용하는 것이 현명합니다. 얼굴은 정밀한 해부학적 구조물인 만큼, 모든 접근은 섬세함과 전문성이 전제되어야 합니다.

마사지

림프 마사지는 안면 부기 완화와 순환 개선에 유의미한 효과를 보입니다. 관자 부위, 귀 앞·뒤, 턱선 하부, 쇄골 하방의 림프절 방향으로 손끝이나 손바닥의 넓은 부위를 사용해 하향식으로 부드럽게 쓸어내리듯 마사지합니다. 시원하다고 느껴질 정도의 약한 압력이 적절하며, 과도한 압력은 피부 자극이나 림프 손상의 원인이 될 수 있습니다. 수분 크림이나 오일을 활용하면 마찰을 줄이고 자극을 완화할 수 있습니다. 규칙적인 림프 자극은 얼굴 윤곽을 부드럽게 정리하고 피부 생기를 회복하는 데 도움이 됩니다.

경락 마사지는 근육 긴장 완화와 윤곽 정리에 효과적인 방법입니다. 턱선, 광대 하방, 콧망울 옆, 눈썹 하방 등 주요 표정근 부위를 중심으로 일정한 압력으로 눌러주듯 시행합니다. 단순한 쓰다듬기보다는 근육층까지 자극하되, 통증이 느껴지지 않는 범위에서 진행해야 하며 하루 5분 정도의 짧은 반복으로도 충분한 효과를 기대할 수 있습니다. 꾸준히 시행하면 근육의 불균형이 완화되고, 턱선과 광대 라인이 보다 정돈된 형태로 개선될 수 있습니다.

혈류 촉진 마사지는 피부 안색을 밝히고 탄력을 높이는 데 도움을 줍니다. 이마는 중앙에서 측면으로 원을 그리듯 부드럽게 자극하고, 볼과 광대는 콧망울 부근에서 귀 방향으로 천천히 밀어내듯 마사지합니다. 턱선은 턱끝에서 귀 밑 방향으로 쓸어내리며, 이때도 수분 크림이나 오일을 이용해 마찰을 최소화합니다. 정기적인 혈류 마사지 습관은 산소와 영양 공급을 원활히 하여 피부의 활력과 윤기를 유지시키는 데 효과적입니다.

이와 같은 마사지는 복잡한 장비나 시술 없이도 손끝의 감각만으로 충분히 시행할 수 있으며, 일상의 루틴 속에 자연스럽게 포함될 수 있습니다. 다만, 과도한 자극은 오히려 피부 탄력을 저하시킬 수 있으므로, '강도보다 꾸준함'을 원칙으로 하는 것이 가장 중요합니다.

마사지의 한계

얼굴 마사지는 일상 속에서 손쉽게 실천 가능한 피부관리 방법으로, 짧은 시간 투자만으로도 일시적인 혈류 개선과 심리적 이완 효과를 기대할 수 있습니다. 그러나 마사지를 무분별하게 시행할 경우 오히려 피부 건강을 저해할 수 있으므로 주의가 필요합니다.

우선, 과도한 압력은 얼굴 피부 및 연부조직에 손상을 유발할 수 있습니다. 특히 광대, 눈가, 턱선처럼 피하지방층이 얇고 혈관이 촘촘히 분포한 부위에 강한 압력을 반복적으로 가할 경우, 모세혈관 파열로 인한 멍, 림프관 손상, 만성 부기, 피부염 등이 발생할 수 있습니다. 피부는 압력에 대한 내성이 개인차가 크기 때문에, '시원함'을 느끼는 지점을 넘어서 '통증'으로 인식될 경우 즉시 중단하는 것이 바람직합니다.

또한, 마사지의 빈도와 지속 시간 역시 중요한 요소입니다. 하루에 여러 차례 반복하거나, 한 번에 10분 이상 과도하게 자극을 줄 경우 피부 장벽이 점차 약화될 수 있습니다. 피부 장벽은 외부 자극으로부터 수분을 보존하고 유해 요소를 차단하는 핵심 보호막으로, 이 기능이 저하되면 트러블 발생률이 급증하고 피부 민감도도 증가합니다. 특히 피지 분비가 활발한 지성 피부, 염증 반응이 민감하게 나타나는 민감성 피부에서는 장시간 마사지가 오히려 염증성 질환의 원인이 될 수 있습니다.

피부 탄력 유지나 윤곽 개선을 목적으로 마사지를 수행할 경우, '즉각적인 변화를 위한 수단'이라기보다는 '피부를 보호하고 회복시키는 루틴'으로 접근하는 것이 보다 안전합니다. 자극의 강도를 최소화하고, 하루 한 번 3~5분 이내의 부드러운 접촉으로 유지하는 것이 가장 이상적인 방식입니다. 특히, 수분 크림이나 오일 등 윤활제를 함께 사용하는 것은 마찰 저감과 자극 완화에 매우 효과적입니다.

결국 마사지는 '많이 할수록 좋다'는 접근보다는, '얼마나 적절하게, 꾸준히 하느냐'가 더 중요한 원칙입니다. 피부 유형과 개인의 조직 특성을 고려해 부드럽고 일관된 방법으로 진행할 때, 비로소 피부 건강과 안면 윤곽 개선이라는 두 가지 목표를 동시에 이룰 수 있습니다.

홈케어

홈케어로 실천할 수 있는 안면 마사지는 간단하면서도 효과적인 얼굴 윤곽 관리 방법으로, 특히 성장과 변화가 활발한 10~20대 연령층에게 좋은 습관이 될 수 있습니다. 얼굴형이 아직 고정되지 않은 이 시기에는 근육, 림프, 연조직에 가해지는 적절한 자극만으로도 보다 균형 잡힌 인상을 형성하는 데 도움을 줄 수 있습니다.

얼굴 마사지는 단순한 피부 마찰이 아니라, 안면 표정근과 림프 흐름, 혈관 순환을 고려한 세심한 자극이 핵심입니다. 안면부에는 다양한 방향으로 림프절과 모세혈관이 분포되어 있으며, 마사지를 통해 이 흐름을 부드럽게 유도함으로써 부기 완화, 노폐물 배출, 피부 톤 개선 등의 효과를 기대할 수 있습니다.

특히 턱선, 광대부, 볼 부위는 일상 속 긴장과 습관의 영향을 많이 받는 부위입니다. 편측 저작 습관이나 수면 자세의 비대칭, 스마트폰 사용 시 목의 기울기 등은 미세한 안면 비대칭을 초래할 수 있으며, 이러한 근육 불균형은 일관된 방향의 마사지를 통해 점진적으로 완화할 수 있습니다.

실제 시술에서는 손가락 끝이나 손 마디를 이용해 광대 아래, 턱 라인, 볼, 눈 밑 등을 원을 그리듯 천천히 눌러주는 방식이 권장됩니다. 예를 들어, 턱선을 정리하고자 할 경우, 턱 끝에서 귀 밑 림프절 방향으로 부드럽게 쓸어 올리는 동작이 림프 순환을 자극하고 윤곽을 또렷하게 만드는데 효과적입니다.

권장 시간은 하루 10분 이내이며, '정해진 시간과 순서를 반복하는 것'

이 안면 근육의 기억 반응을 유도하는 데 도움이 됩니다. 마사지는 세안 직후 수분크림이나 오일을 이용해 마찰을 줄인 상태에서 시행하는 것이 이상적입니다. 이는 자극을 최소화하는 동시에 마사지 효과를 극대화하는 데 기여합니다.

결론적으로, 홈케어 마사지는 기기나 시술에 의존하지 않고도 얼굴의 긴장과 불균형을 완화하고, 전반적인 안면 이미지를 개선하는 안전한 습관입니다. 단, 지속성과 정확한 방법이 수반되어야 하며, 피부 상태와 개 개인의 근육 구조를 고려한 맞춤형 접근이 바람직합니다. 이러한 섬세한 관리가 모여 장기적으로 조화롭고 건강한 안면 윤곽을 형성할 수 있습니다.

홈케어의 한계

습관 교정 없이는 홈케어 효과의 지속성이 제한됩니다. 마사지를 포함한 홈케어 관리가 일시적으로 윤곽 개선이나 붓기 완화에 도움을 줄 수는 있지만, 일상생활 속 반복적인 비대칭 습관이 병행될 경우 효과는 금세 반감되며 오히려 얼굴의 불균형을 고착화시킬 수 있습니다.

대표적인 원인 중 하나는 '저작 습관의 편측화'입니다. 일상적으로 한쪽 턱만을 주로 사용하는 식습관은 저작근의 비대칭적 발달을 유발하며, 결과적으로 안면 중심축의 미세한 틀어짐을 야기합니다. 이는 웃을 때 입꼬리가 비대칭으로 올라가거나, 셀카 촬영 시 얼굴이 돌아간 듯한 인상을 주는 등 인지 가능한 좌우 불균형을 형성하게 됩니다.

수면 자세 또한 안면 비대칭에 상당한 영향을 미칠 수 있습니다. 반복적으로 같은 방향으로만 옆으로 눕거나 팔을 베고 자는 습관은 장시간에 걸쳐 특정 안면 부위에 지속적인 압력을 가하게 되며, 이는 혈류와 림프 순환을 방해하고 국소 부종 또는 조직 압박으로 이어질 수 있습니다. 베개의 높이와 경도 역시 하악의 위치와 경추 정렬에 영향을 주므로, 신중한 선택과 주기적인 자세 점검이 요구됩니다.

턱을 괴는 습관은 비대칭뿐 아니라 턱관절 기능에까지 영향을 줄 수 있는 고위험 행동입니다. 장시간 특정 방향으로만 압력을 지속적으로 가할 경우 하악골이 틀어지고, 결과적으로 턱선의 불규칙한 굴곡과 윤곽선의 비대칭이 발생할 수 있습니다. 이러한 구조적 변화는 서서히 진행되기 때문에 초기에는 인지하기 어렵지만, 시간이 지나면 인상 자체에 왜곡된 느낌을 줄 수 있습니다.

홈케어의 효과를 극대화하려면 단순한 마사지나 운동 이상의 통합적 접근이 필요합니다. 특히 반복되는 생활 습관 속 비대칭 요인을 사전에 인식하고 교정하는 것이 무엇보다 중요합니다. 미세한 얼굴 균형은 결국 작은 일상의 축적에서 비롯되며, 진정한 윤곽 개선은 이러한 습관의 점진적 변화와 함께 완성됩니다.

얼굴형은 단순히 유전이나 외모만의 결과가 아니라, 생활 습관, 근육 사용, 수면 자세 등 다양한 요소가 복합적으로 작용한 결과입니다. 특히 성장기에는 이런 일상적인 습관 하나하나가 얼굴의 균형에 큰 영향을 미칠 수 있습니다.

턱을 괴거나, 한쪽으로만 씹고 자는 습관은 얼굴의 비대칭을 초래할 수 있으며, 아무리 마사지를 열심히 해도 이러한 습관을 고치지 않으면 효과는 제한적입니다. 따라서 꾸준한 홈케어와 더불어, 잘못된 습관을 인식하고 교정하는 노력이 병행되어야 얼굴의 균형과 조화를 자연스럽게 유지할 수 있습니다.

피부와 얼굴의 변화는 화장품보다 생활 태도에서 먼저 시작됩니다. 거울을 볼 때 단지 외모가 아닌, 그 외모를 만든 습관까지 함께 돌아보는 것이 진정한 관리의 시작입니다.

3-3

피부과 시술의 새로운 흐름

피부과 시술의 흐름이 바뀌고 있습니다. 단순히 주름을 없애거나 잡티를 지우는 데서 그치지 않고, 피부 자체의 '퀄리티'를 높이는 방향으로 진화하고 있는 것이죠. 다시 말해, 겉으로만 예뻐 보이게 하는 것이 아니라, 피부 속부터 건강하고 탄탄하게 가꾸는 것이 피부 시술의 새로운 기준이 되고 있습니다.

특히 요즘은 콜라겐 생성을 촉진하고 피부 재생을 돕는 시술이 인기를 끌고 있어요. 대표적으로 '스킨 부스터'로 불리는 주사 시술과, 피부 깊숙한 곳에 열을 전달해 탄력을 높이는 '고주파 리프팅 시술' 등이 많은 주목을 받고 있죠.

피부 퀄리티 개선, 왜 중요한가요?

피부 퀄리티는 단순한 미용의 개념을 넘어, 피부 장기의 생리적 기능과 회복력을 평가하는 지표로 자리잡고 있습니다. 최근 피부과적 접근은 표면적인 결점 보정보다 피부 구조의 본질적 회복에 초점을 두며, 진피층의 탄력과 수분 유지력, 자가 재생 능력 향상에 방점을 둡니다.

현재 사용되는 대표적 시술로는 스킨 부스터 및 고주파·초음파 기반 리프팅 장비가 있습니다. 스킨 부스터는 히알루론산, 리쥬란, PDRN 등 재생 성분을 직접 주입하여 진피층을 강화하고, 고주파·초음파 시술은 열 자극을 통해 콜라겐과 엘라스틴 생성을 촉진시켜 피부의 밀도와 탄력을 회복시킵니다. 이러한 방식은 단기적인 외관 변화보다는 시간이 지날수록 피부의 구조적 안정성과 자생력을 강화하는 데 기여합니다.

피부는 인체에서 가장 넓은 면적을 차지하는 기관이자 외부 유해 요소로부터 신체를 보호하는 1차 방어선입니다. 건강한 피부는 외부 자극에 쉽게 손상되지 않으며, 트러블 발생 후에도 빠르게 회복하는 능력을 보유합니다. 이러한 '회복 탄력성'은 콜라겐·엘라스틴의 생합성 능력과 직결되며, 이는 생활습관과 밀접한 관련이 있습니다. 자외선 노출, 수면 부족, 만성 스트레스는 콜라겐 생성을 억제하고 진피층의 탄성을 저하시켜 피부 노화를 가속화시킵니다.

결과적으로 오늘날 피부 관리는 더 이상 화장품이나 커버력 중심의 '외관 보정'이 아니라, 피부 생리학적 기능의 활성화와 회복력을 기반으로 한 통합적 자기 관리의 한 축으로 자리잡고 있습니다. 탄탄하고 윤기 있는 피부는 단지 미용상의 만족을 넘어, 지속 가능한 건강 관리의 결과물로 받아들여지고 있습니다.

중요한 건 '맞춤형 시술'

개인의 피부 상태에 최적화된 맞춤형 시술은 피부과 치료에서 핵심적인 기준으로 자리 잡고 있습니다. 동일한 연령대라 하더라도 피부 타입, 진피 두께, 수분 보유력, 생활습관, 노화 속도 등은 모두 상이하기 때문에, 획일적인 접근보다는 세분화된 분석과 계획이 필요합니다.

피부가 얇고 잔주름이 많은 경우에는 리쥬란, 샤넬주사 등과 같은 스킨부스터를 활용해 진피층의 재생력을 유도하는 방식이 적합하며, 얼굴 라인이 무너진 경우에는 고주파나 초음파 기반의 리프팅 장비를 통해 콜라겐 재생을 자극하는 방법이 효과적일 수 있습니다. 반면, 피부가 민감한 상태라면 강한 자극을 피하고, 진정과 보습 중심의 시술을 선별적으로 적용해야 하며, 동일한 시술이라 하더라도 강도와 주기를 조절하는 세밀한 접근이 요구됩니다.

최근 피부과 진료에서는 단기적인 외관 개선보다는 장기적으로 피부 자생력과 구조적 회복을 도모하는 방향으로 변화하고 있습니다. 콜라겐과 엘라스틴 생성을 유도하여 피부 본연의 탄력과 윤기를 회복시키는 데 중점을 두며, 이는 단순한 미용 목적을 넘어 건강한 피부 구조를 유지하는 치료로 이해되고 있습니다.

궁극적으로 중요한 것은 타인의 경험이나 유행을 따르기보다는, 전문가의 정확한 진단을 바탕으로 본인의 피부 특성과 상태에 맞는 전략을 수립하는 것입니다. 피부 관리의 본질은 '속부터 건강한 피부'를 만드는 것이며, 이를 위해서는 피부와의 꾸준한 대화와 섬세한 케어가 병행되어야 합니다.

3-4

얼굴 지방은 '줄이는 것'이 아니라 '정리하는 것'

'얼굴 지방 정리'는 단순히 얼굴의 지방을 줄이는 시술이 아닙니다. 그 핵심은 얼굴의 특정 부위가 불필요하게 돌출되거나 반대로 꺼져 보이는 지점을 정밀하게 파악하고, 그 비율과 볼륨을 세밀하게 조정함으로써 얼굴 전체의 입체적 균형을 복원하는 것에 있습니다. 즉, 목적은 단순한 축소가 아니라 자연스럽고 조화로운 윤곽의 구현, 다시 말해 개인의 구조적 아름다움을 회복하는 데 있습니다.

볼살이나 턱 밑처럼 지방이 과도하게 축적되어 윤곽이 흐릿해진 부위는 지방흡입, 지방분해주사, 혹은 아큐레이저(Acu-Laser) 등을 통해 선택적으로 개선할 수 있습니다. 이러한 국소적 조정만으로도 얼굴선이 한층 또렷해지고, 전체 인상이 보다 경쾌하고 맑아지는 효과를 기대할 수 있습니다. 특히 얼굴 윤곽은 미세한 변화에도 인상의 비율이 크게 달라지기 때문에, 정교한 접근이 무엇보다 중요합니다.

그러나 지방의 감소가 항상 긍정적인 결과를 의미하지는 않습니다. 지방이 줄어든 이후 피부의 탄력이 저하되면 처짐이 발생할 수 있기 때문입니다. 따라서 단순한 지방 제거보다는 피부 탄력의 유지와 리프팅 관리가 병행되어야 합니다. 최근에는 HIFU(고강도 초음파 리프팅), 써마지(Thermage), 실리프팅 등 고주파 리프팅 기술을 병합하여, 피부를 당기고 탄력을 보존하면서 자연스러운 윤곽선을 완성하는 방식이 표준화되고 있습니다. 이처럼 지방 정리는 단순한 감량의 개념을 넘어, 피부·근육·지방층의 통합적 관리를 필요로 하는 복합 시술로 발전하고 있습니다.

또한 얼굴이 커 보이는 원인이 지방에만 있는 것은 아닙니다. 교근(저작근)의 발달로 인한 사각턱 형태라면 보톡스 시술이나 고주파 근육 축소 시술을 병행해야 하며, 경우에 따라 골격 구조의 비율까지 고려해야 합니다. 어떤 부위를 지나치게 줄이면 오히려 얼굴의 균형이 깨질 수 있으므로, 얼굴 전체를 하나의 유기적 구조로 보고 조화롭게 설계해야 합니다. 이는 단순히 미용의 영역을 넘어, 해부학적 이해와 미적 감각이 결합된 정밀 디자인 과정이라고 할 수 있습니다.

한편, 얼굴 지방 정리가 의학적으로 의미를 갖는 또 다른 이유는, 운동이나 식이조절만으로는 지방세포의 수를 줄이기 어렵기 때문입니다. 다이어트는 지방세포의 '크기'를 줄이는 데 그치지만, 세포의 수는 그대로 유지되어 재축적 가능성이 높습니다. 반면 얼굴 지방흡입은 지방세포 자체를 제거하여 구조적 변화를 유도하기 때문에, 보다 근본적이고 안정적인 윤곽 개선 효과를 기대할 수 있습니다. 이 과정은 단순한 외형 변화가 아니라, 얼굴의 미세한 구조를 재정비하여 장기적인 비율 안정성을 확보하는 일입니다.

이마, 광대, 볼, 턱선은 각각의 독립된 부위처럼 보이지만 사실상 하나의 연결된 체계입니다. 따라서 지방을 줄이는 부위가 있는 반면, 오히려 볼륨을 유지하거나 보강해야 하는 부위도 존재합니다. 예를 들어 광대가 도드라져 보이는 얼굴도 볼살을 적절히 정리하면 부드러운 인상이 되며, 반대로 볼이 꺼진 경우에는 자가 지방이식이나 필러 보충을 통해 볼륨을 복원해야 젊고 생기 있는 얼굴형이 완성됩니다. 이러한 볼륨 밸런스 설계는 단순히 얼굴선을 다듬는 수준을 넘어, 개인의 인상 전체를 조화롭게 재구성하는 과정이라 할 수 있습니다.

최근 미용의학계는 '빠르게, 많이' 제거하는 방식에서 벗어나, 정교하고 지속 가능한 윤곽 조율을 중시하는 방향으로 진화하고 있습니다. 즉각적인 변화를 추구하기보다 장기적으로 유지 가능한 결과, 그리고 시간의 흐름에도 자연스러운 입체감을 유지하는 설계가 중요해졌습니다. 이는 단순히 얼굴이 작아 보이게 만드는 것이 아니라, 부드럽고 균형 잡힌 인상을 형성하는 데 초점이 맞춰진 변화입니다.

결국, 잘 설계된 얼굴 지방 정리 시술은 단순한 '감소'의 개념을 넘어섭니다. 피부, 지방, 근육, 골격의 상호작용을 고려한 통합적 접근을 통해 또렷하고 생기 있는 인상을 완성하고, 시간이 지나도 자연스럽게 유지되는 윤곽을 구현합니다. 즉, 얼굴 지방 정리는 지방의 양을 줄이는 단편적인 시술이 아니라, 조직의 구조적 균형과 입체감을 재설계하는 정밀 의학적 과정입니다. 이 과정이야말로 '윤곽 시술의 완성도'를 결정짓는 핵심이며, 결국 그것은 단순한 외형의 변화를 넘어 개인의 고유한 아름다움을 회복하는 여정으로 이어집니다.

제 4 장

비수술 윤곽관리의 새로운 접근

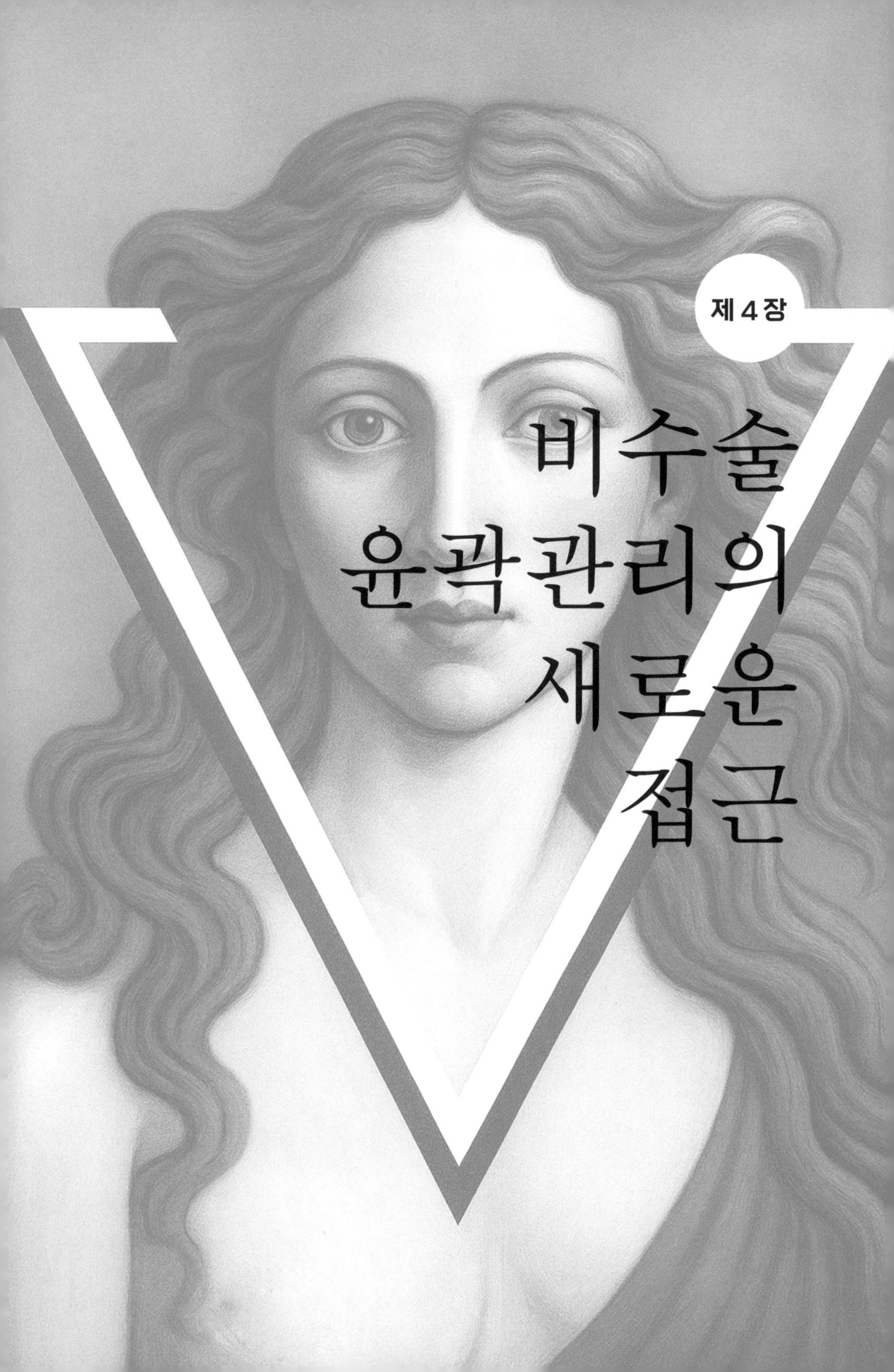

4-1

윤곽주사란 무엇인가

윤곽주사는 얼굴의 불필요한 지방을 정리하고, 전체 인상을 또렷하게 만들어주는 비수술적 윤곽 교정 시술입니다. 절개나 전신마취가 필요하지 않으며, 지방 분해 성분을 피부하층에 주입하여 지방세포의 부피를 줄이고 림프 순환을 촉진하는 방식으로 진행됩니다. 시술 시간이 짧고 회복이 빠르기 때문에 일상생활로의 복귀가 용이하며, 절개 수술에 대한 부담이 적어 비교적 간단하면서도 효과적인 윤곽 관리 방법으로 널리 활용되고 있습니다.

이 시술의 핵심은 단순히 얼굴 살을 빼는 것이 아니라, 얼굴의 윤곽선을 정리하고 전체적인 인상 균형을 바로잡는 데 있습니다. 윤곽주사는 지방 분해와 림프 순환 개선을 동시에 유도하여, 얼굴에 쌓인 노폐물과 부종을 완화하고 피부 아래의 불필요한 부피를 줄여줍니다. 이를 통해 단순히 '살이 빠진 듯한 얼굴'이 아니라, 얼굴선이 정리되고 윤곽이 또렷해지는 자연스러운 변화를 경험할 수 있습니다. 특히 식이조절이나 운동으로는 개선이 어려운 볼살, 턱 밑 지방(이중턱), 광대 주변 지방 등의 국소 부위에서 뚜렷한 개선 효과를 보입니다.

윤곽주사에는 지방 분해 성분 외에도 피부 탄력 개선과 세포 재생을 도와주는 복합 성분이 포함되어 있습니다. 이는 지방 감소 이후 나타날 수 있는 피부 처짐을 예방하고, 시술 후 얼굴선을 한층 탄탄하게 만들어줍니다. 시술 이후에는 피부결이 매끄러워지고, 얼굴 전반이 밝고 생기 있는 인상으로 변화하는 것을 느낄 수 있습니다. 따라서 윤곽주사는 단순한 '슬리밍 시술'이 아니라, 피부 탄력과 윤곽의 조화를 함께 잡는 복합적 안면 관리 프로그램으로 볼 수 있습니다.

윤곽주사와 보톡스는 자주 함께 언급되지만, 작용 원리와 목적은 명확히 다릅니다. 보톡스는 교근(저작근)과 같은 발달된 근육을 일시적으로 이완시켜 근육의 부피를 줄이고 얼굴 폭을 감소시키는 역할을 합니다. 반면 윤곽주사는 지방과 부종을 줄여 피하조직의 부피를 조정하고 얼굴선을 정돈하는 역할을 합니다. 즉, 얼굴 비대의 원인이 지방인지 근육인지에 따라 접근 방식이 달라져야 하며, 두 가지 요인이 함께 존재할 경우에는 보톡스와 윤곽주사를 병행함으로써 근육과 지방을 동시에 개선하는 시너지 효과를 얻을 수 있습니다.

예를 들어, 턱선이 넓고 각져 보이지만 그 원인이 근육의 발달이라면 보톡스를 통해 교근을 이완시키는 것이 효과적입니다. 반면 이중턱이나 볼살처럼 지방이 과도하게 쌓인 부위라면 윤곽주사가 더욱 적합합니다. 두 시술을 병행하면 근육의 긴장을 완화하면서 지방의 부피를 줄일 수 있어, 보다 자연스럽고 입체적인 얼굴 라인을 완성할 수 있습니다.

윤곽주사는 일시적인 부기 완화에 그치지 않고 지방세포의 구조적 변화를 유도하는 시술입니다. 지방세포 내의 지방산을 분해하고 체외로 배출시키는 과정을 통해 지속적인 윤곽 개선이 가능하며, 림프 순환이 활성화되면서 얼굴 부종이 잦은 분들에게도 유익한 결과를 제공합니다. 또한 피부 내 미세순환이 개선되어 혈류가 활발해지고, 피부 탄력과 윤기 개선에도 긍정적인 영향을 미칩니다. 이로 인해 얼굴 전체의 컨디션이 좋아지고, 보다 건강하고 생기 있는 얼굴 인상으로 변화합니다.

시술은 보통 1~2주 간격으로 3회 이상 진행하는 것이 권장됩니다. 대부분의 경우 시술 직후보다 1~2주 후부터 서서히 윤곽선이 정리되는 효과를 확인할 수 있으며, 효과의 지속 기간은 개인의 체질과 생활습관, 지방 대사 속도에 따라 다르지만 평균적으로 3~6개월 정도 유지됩니다. 지속적인 관리 주기를 유지하면 지방세포의 크기와 분포가 안정화되어 윤곽선이 더 오랫동안 유지됩니다.

시술 후에는 일시적인 부기, 열감, 멍 등이 나타날 수 있으나 대부분 수일 내에 사라집니다. 시술 직후에는 사우나, 음주, 격한 운동 등 체온을 높이는 활동을 피하고, 충분한 수분 섭취와 가벼운 림프 마사지를 병행하면 회복이 빨라집니다. 시술 부위의 관리가 적절히 이루어질수록 부기 흡수 속도와 윤곽 정돈 효과가 향상됩니다.

결국 윤곽주사는 단순히 얼굴 크기를 줄이기 위한 시술이 아니라, 얼굴의 라인을 세련되게 다듬고 전체적인 인상 균형을 바로잡는 정밀한 과정입니다. 절개 없이도 자연스럽고 조화로운 윤곽 교정이 가능하며, 보톡스와의 병행 또는 개인별 해부학적 구조 분석을 통해 입체적이고 자연스러운 윤곽선을 완성할 수 있습니다.

무엇보다 중요한 것은 숙련된 의료진과의 충분한 상담을 통해 얼굴의 지방 분포, 근육 발달 정도, 피부 탄력 상태 등을 정밀하게 진단받는 것입니다. 이를 기반으로 맞춤형 시술 계획을 세운다면, 윤곽주사는 단순한 미용 시술을 넘어 얼굴의 비율과 균형을 세련되게 조정하고, 본연의 자연스러운 아름다움을 회복하는 과정이 됩니다.

윤곽주사는 빠른 변화를 만드는 시술이 아니라, 시간이 지나도 무너짐

없이 유지되는 입체적인 아름다움을 설계하는 의학적 솔루션입니다. 정확한 진단과 체계적인 접근이 더해질 때, 그 결과는 단순한 얼굴 축소를 넘어 자신의 얼굴이 가진 가장 자연스럽고 조화로운 라인을 되찾는 경험으로 이어집니다.

4-2

기존 윤곽 시술의 한계

얼굴형 개선을 위해 널리 시행되는 수술적 윤곽 교정술은 안면 골격을 직접 다루는 고난도의 성형 수술입니다. 광대나 하악각(턱뼈)처럼 돌출된 부위를 절골(骨切)하거나 재배치하여 윤곽선을 재형성하는 방식으로, 효과가 즉각적이고 결과가 뚜렷하다는 장점이 있습니다. 그러나 전신마취 하에서 장시간 진행되는 고위험 수술로, 회복 과정 중에는 통증·부기·멍 등의 불편감이 동반되며, 완전한 회복까지 수 주에서 수개월이 소요될 수 있습니다.

절골을 통해 변경된 안면골은 비가역적(非可逆的) 구조로 남기 때문에 수술 전 충분한 상담과 신중한 결정이 필수적입니다. 최근 3D 영상 장비와 절삭 기술의 발전으로 정밀도가 향상되었지만, 여전히 안면에는 신경·

혈관·근육이 복잡하게 분포해 있어 이를 손상하지 않고 안전하게 절개·절골을 시행하려면 정확한 해부학적 지식과 숙련된 술기가 요구됩니다.

또한 한 번 수술을 받은 얼굴은 내부 조직의 유착(癒着) 으로 인해 재수술이 어렵습니다. 조직 손상이나 흉터로 해부학적 변형이 발생하면 재교정이 까다로워지고, 합병증의 위험이 높아질 수 있습니다. 수술 직후에는 매끄러운 윤곽이 유지되더라도, 시간이 지나면서 피부 탄력 저하나 연부 조직 처짐으로 윤곽선 붕괴가 발생하는 경우도 있습니다. 이후 재수술을 고려하더라도 이미 변형된 구조를 다시 교정하는 과정은 더 큰 리스크와 긴 회복 기간을 수반합니다.

결국 윤곽 수술은 단기적인 외형 변화뿐 아니라 장기적인 안정성, 조직 손상 가능성, 회복 부담까지 종합적으로 검토해야 합니다. 즉각적인 결과를 기대할 수는 있지만, 그만큼 전문적인 판단과 신중함이 필수적인 고난도 수술임을 인식해야 합니다.

이와 달리 비수술적 윤곽 관리 방법, 특히 윤곽주사는 절개나 마취 없이 얼굴선을 다듬을 수 있는 시술로, 신체적 부담이 적고 회복 속도가 빠르다는 장점을 가집니다. 시술 직후 일상 복귀가 가능해 수술이 부담스럽거나 장기간 휴식이 어려운 환자들에게 현실적인 대안이 됩니다. 다만, 개인의 피부 두께·지방 분포·근육 발달 정도에 따라 결과가 달라질 수 있으므로 정밀 진단과 개인 맞춤형 계획 수립이 반드시 선행되어야 합니다.

윤곽 개선 주사는 지방층에 작용하여 볼륨을 줄이고 림프 순환을 촉진하는 방식으로 이루어집니다. 하지만 과도한 지방 분해는 오히려 피부 함몰이나 표면 불균형을 초래할 수 있습니다. 특히 PPC(포스파티딜콜린)이나 스테로이드 계열 성분이 포함된 경우, 지방 감소 효과는 빠르지만, 용량이 과하면 피부가 꺼지거나 울퉁불퉁해질 가능성이 있습니다. 따라서 지방량, 탄력도, 얼굴의 입체 비율을 세밀하게 평가한 뒤 적정 용량과 시술 간격을 설정하는 전문적 판단이 중요합니다.

윤곽주사는 지방형 얼굴에 가장 적합한 시술입니다. 근육 비대로 인해 얼굴이 넓어 보이는 사각턱(교근 비대형) 의 경우 보톡스를 병행해 근육의 활동을 줄이는 것이 더 효과적입니다. 반대로 지방과 근육이 함께 발달한 복합형 얼굴형이라면 두 가지 시술을 병합하여 입체적으로 접근하는 것이 바람직합니다.

윤곽주사의 효과 지속 기간은 평균 3~6개월 정도로, 기초대사율이나 생활 습관, 체질에 따라 차이가 있습니다. 지방세포가 완전히 제거되는 것이 아니라 부피가 감소하는 형태이기 때문에 지속적이고 점진적인 관리 개념의 시술로 이해해야 합니다. 단 한 번의 시술로 완벽한 변화를 기대하기보다는 장기적인 윤곽 관리 프로그램으로 접근하는 것이 현실적입니다.

이 시술은 회복이 빠르고 절개나 흉터의 부담이 없으며, 부기나 멍이 생기더라도 대부분 수일 내로 회복됩니다. 또한 수술에 비해 심리적 부담이 적고, 자연스러운 이미지 개선이 가능하다는 점에서 인위적 변화보다 부드럽고 균형 잡힌 인상을 선호하는 환자에게 적합합니다.

결국 얼굴형 개선의 핵심은 단순히 '얼굴을 작게 만드는 것'이 아닙니다. 자신의 얼굴 구조를 정밀하게 분석하고, 지방·근육·피부의 상호 작용을 고려한 맞춤형 개선 방향을 설정하는 것이 중요합니다. 예를 들어, 볼살이 많아 둔한 인상을 주는 경우에는 지방 감소 중심의 윤곽주사가 효과적이며, 턱 근육이 발달한 경우에는 보톡스를 통한 근육 이완이 더 적합합니다. 피부 탄력이 떨어진 경우에는 HIFU(고강도 초음파 리프팅)나 써마지 등 리프팅 시술을 병행하여 처짐을 개선하는 접근이 필요합니다.

윤곽 관리는 단순한 외형 교정이 아니라, 해부학적 구조를 기반으로 한 입체적 설계 과정입니다. 얼굴의 비율, 지방과 근육의 분포, 피부 상태를 종합적으로 고려해 가장 자연스럽고 조화로운 결과를 도출해야 합니다. 무엇보다 인위적인 변화보다는 본연의 조화와 건강한 균형을 회복하는 것이 진정한 목적입니다.

따라서 시술 전에는 반드시 숙련된 의료진과의 충분한 상담을 통해 얼굴형의 원인과 개선 가능성을 정확히 평가하고, 과도한 시술보다는 안전하고 지속 가능한 방향으로 계획을 세워야 합니다. 결국 자연스럽고 균형 잡힌 얼굴 라인이야말로 가장 이상적인 윤곽이며, 그런 형태의 아름다움이야말로 시간이 지나도 유지되는 건강한 미(美)라 할 수 있습니다.

4-3

선택적 지방 분해의 필요성

부위별로 집중된 군살은 단순한 체중 감량만으로는 개선이 어려운 경우가 많습니다. 특히 팔뚝, 옆구리, 허벅지 안쪽처럼 지방이 국소적으로 축적된 부위는 운동이나 식이조절만으로는 눈에 띄는 변화를 얻기 어렵습니다. 체중은 정상이더라도 이러한 부분 불균형으로 인해 외형적인 스트레스나 의복의 핏이 맞지 않는 불편함을 느끼는 사례가 많습니다. 이에 따라 최근에는 전신 다이어트보다는 특정 부위를 정밀하게 보완하는 지방 분해 시술에 대한 관심이 꾸준히 증가하고 있습니다.

이러한 비수술적 체형 교정 시술이 주목받는 이유는, 체중 감소 없이도 부위별 라인 조정이 가능하다는 점에 있습니다. 예를 들어 허벅지만 두드러지게 발달했거나, 팔뚝의 군살 때문에 민소매 착용이 부담스러운 경우,

해당 부위만 집중적으로 개선하는 것이 전신 감량보다 훨씬 효율적이고 만족도가 높은 결과로 이어질 수 있습니다.

대표적인 방법은 지방분해주사(Lipolysis Injection) 입니다. 이는 지방세포의 분해를 유도하는 약물을 원하는 부위에 주입하여 세포의 부피를 줄이고, 림프 순환을 촉진시켜 지방 배출을 자연스럽게 유도하는 방식으로 진행됩니다. 시술 과정이 간단하며 복부·팔뚝·허벅지·옆구리 등 다양한 부위에 적용 가능하고, 절개나 마취가 필요하지 않아 회복이 빠릅니다. 시술 후 바로 일상생활로 복귀할 수 있어, 바쁜 직장인이나 학생에게도 부담이 적은 관리 방법으로 평가됩니다.

다만, 약물 성분과 시술 방법에 따라 부작용 가능성이 존재합니다. 지방분해 약물에는 PPC(포스파티딜콜린) 이나 스테로이드 계열 성분이 포함되는 경우가 있으며, 이들은 빠른 지방 분해 효과를 보이지만, 과량 주입이나 부적절한 깊이로 시술 시 피부 울퉁불퉁함, 국소 부기, 멍, 통증 등의 부작용이 발생할 수 있습니다. 따라서 시술 전 반드시 피부 두께, 지방층의 깊이, 개인의 체질 및 혈류 상태를 전문의가 충분히 평가한 후, 개인별 맞춤 용량과 주입 깊이로 진행하는 것이 중요합니다.

시술 후 관리 또한 결과의 안정성과 유지력에 중요한 영향을 미칩니다. 한 번의 시술만으로 완전한 변화를 기대하기보다는, 균형 잡힌 식습관, 규칙적인 생활, 적절한 수분 섭취를 병행할 때 더욱 안정적이고 지속적인 효과를 기대할 수 있습니다. 시술 후 노폐물의 배출을 돕기 위해 충분한 수분을 섭취하고, 가벼운 유산소 운동을 병행하면 림프 순환이 활성화되어 시술 효과가 극대화됩니다.

최근에는 냉각지방분해술(Cryolipolysis) 과 같은 비침습적 기술도 각광받고 있습니다. 이는 지방세포가 저온에 민감하다는 특성을 이용해 특정 부위의 지방을 냉각시켜 세포만 선택적으로 사멸시키는 방식입니다. 피부나 근육 등 주변 조직에는 손상을 주지 않고 지방세포에만 작용하기 때문에 비교적 안전하고 정밀한 시술법으로 평가됩니다. 다만, 시술 후 즉각적인 변화가 나타나는 것은 아니며, 1~3개월에 걸쳐 지방세포가 대사 과정을 통해 서서히 배출되면서 자연스러운 윤곽 변화를 유도합니다. 급격한 체형 변화보다는 부드럽고 점진적인 개선을 원하는 사람에게 적합한 방법입니다.

냉각 외에도 이산화탄소 주입요법(Carboxytherapy), 고주파(RF), 초음파 지방분해술(Ultrasound Lipolysis) 등이 활용됩니다. 이들 시술은 모두 비수술적이며 회복 부담이 적다는 장점이 있으나, 장기적인 지방 감소 효과에 대한 과학적 근거가 충분히 확립되지 않았다는 점은 공통된 한계로 지적됩니다. 한국보건의료연구원(NECA)의 기술평가에 따르면, 일부 비수술적 지방분해 시술은 단기적인 지방 감소 효과가 관찰되었으나, 효과의 지속

기간 및 장기적 안전성에 대한 검증은 부족한 것으로 보고되었습니다. 따라서 시술 결과에 대한 기대치를 적절히 조절하고, 이를 보조적 체형 관리 수단으로 인식하는 것이 바람직합니다.

또한 대부분의 지방분해 시술은 비급여 항목으로, 건강보험이 적용되지 않습니다. 시술비 전액이 본인 부담이며, 반복 시술이 필요한 특성상 누적 비용이 상당할 수 있습니다. 결과에 대한 책임 또한 시술자보다 환자 본인에게 귀속되기 때문에, 시술 전 충분한 상담과 정보 확인, 부작용 및 사후 관리 체계에 대한 이해가 반드시 선행되어야 합니다.

결국 지방분해 시술의 핵심은 정확한 진단과 신중한 선택에 있습니다. 광고나 주변 사례에 의존하기보다는, 자신의 피부 두께·지방 분포·혈류 상태·대사 특성을 객관적으로 평가받고 전문 의료진과의 상담을 통해 가장 안전하고 효과적인 시술 조합을 결정해야 합니다.

무엇보다 이러한 시술은 체중 감량이나 대사 개선을 대체하는 방법이 아니라는 점을 명확히 인식해야 합니다. 지방세포가 줄어들더라도 식습관이나 에너지 대사 자체가 변화하는 것은 아니기 때문입니다. 따라서 운동과 영양 관리, 충분한 수면을 병행하면서 시술을 보조적 체형 교정 도구로 활용하는 것이 이상적입니다.

결론적으로 지방분해 시술은 정확한 진단과 체계적인 계획, 그리고 지속적인 사후 관리를 통해 가장 큰 효과를 얻을 수 있습니다. 유행이나 단기적 유혹에 흔들리지 않고, 자신의 체형과 생활 습관에 맞는 접근법을 선택하는 것이야말로 건강하고 지속 가능한 아름다움으로 가는 가장 현명한 길입니다.

4-4

탄력과 볼륨의 균형 맞추기

피부 탄력과 볼륨을 지키는 일은 단순히 외모를 아름답게 유지하는 데에만 그치지 않습니다. 이건 피부가 본래 가진 구조적 기능, 즉 보호, 유지, 재생의 능력을 온전히 지켜내기 위한 중요한 과정입니다. 탄탄하고 균형 잡힌 얼굴 윤곽은 외적으로 더 어려 보이게 할 뿐만 아니라, 스스로를 대하는 태도에도 긍정적인 영향을 줍니다.

피부 탄력과 볼륨을 위한 생활 습관 관리

① 자외선 차단의 철저함

자외선은 피부 노화를 가속화하는 가장 대표적인 외부 요인입니다. 특히 UVA(자외선 A) 는 피부의 진피층까지 깊숙이 침투하여 콜라겐과 엘라스틴 섬유를 변성시키고 분해함으로써, 피부 탄력 저하와 잔주름 형성의 주요 원인이 됩니다.

반면 UVB(자외선 B) 는 표피층에 직접적인 손상을 유발해 색소 침착과 염증 반응을 일으킵니다. 따라서 자외선 차단제의 일상적 사용은 탄력 유지와 광노화(光老化) 예방의 기본 전략입니다. 자외선 지수가 낮은 날에도 UVA는 실내 유리창을 통과할 수 있으므로, 외출 여부와 관계없이 매일 자외선 차단제를 바르고, 2~3시간 간격으로 덧바르는 습관을 유지하는 것이 바람직합니다.

② 수분과 영양 섭취의 중요성

충분한 수분 섭취는 피부의 수분 보유력과 장벽 기능을 강화시켜 탄력 유지에 직접적인 영향을 미칩니다. 수분이 부족할 경우, 피부는 건조해지고 미세 주름이 쉽게 발생하며, 탄력 섬유의 회복력이 저하됩니다. 또한, 단백질·비타민 C·비타민 E·아연·셀레늄 등 항산화 영양소는 콜라겐 합성, 엘라스틴 유지, 피부 재생 과정에 중요한 역할을 합니다.

예를 들어, 비타민 C는 콜라겐 합성의 필수 보조인자로 작용하며, 비타민 E와 셀레늄은 활성산소로부터 세포를 보호하여 피부 노화 속도를 지연시킵니다. 균형 잡힌 식단을 유지하고, 과도한 당 섭취를 줄여 콜라겐 당화(糖化)를 예방하는 것도 중요합니다.

③ 수면과 회복의 연계성

양질의 수면은 피부 재생을 촉진하는 가장 효과적인 생리적 회복 과정입니다.

수면 중에는 성장호르몬과 멜라토닌이 분비되어 손상된 세포의 복원과 단백질 합성을 촉진합니다. 특히 오후 10시부터 새벽 2시 사이는 성장호르몬 분비가 가장 활발한 '피부 회복의 황금 시간대'로 알려져 있습니다. 이 시간대에 깊은 숙면을 취하면 피부의 세포 재생과 혈류 순환이 최적화되어 다음 날 피부의 윤기, 밀도, 탄력이 향상됩니다.

반대로, 수면 부족이나 불규칙한 수면 패턴은 코르티솔(스트레스 호르몬) 분비를 증가시켜 피부 탄력 저하, 염증 반응, 피지 불균형 등을 유발할 수 있습니다.

결국 피부 탄력과 볼륨 유지는 단일한 시술이나 화장품에 의존하기보다, 일상 습관의 총체적 관리에서 비롯됩니다. 자외선 차단, 영양 균형, 그리고 숙면은 세 가지 축으로서 서로 유기적으로 작용하며, 이를 꾸준히 실천할 때 피부는 탄력 있고 건강한 상태를 오랜 기간 유지할 수 있습니다.

피부 탄력과 볼륨 개선을 위한 대표 시술

① 스킨부스터

스킨부스터는 히알루론산(HA), PDRN, 리쥬란, 엘란쎄 등 피부 재생 활성 성분을 미세 주사로 진피층에 직접 주입하여 피부의 수분 보유력 강화, 콜라겐 생성 촉진, 세포 재생 유도를 돕는 시술입니다. 피부결 개선, 미세 주름 완화, 탄력 증진, 장기적인 보습 효과까지 동시에 기대할 수 있어 자연스럽고 은은한 안티에이징을 원하는 환자에게 적합합니다. 시술 직후 피부가 촉촉하고 매끄러워지는 즉각적인 변화를 경험할 수 있으며, 시간이 지남에 따라 피부 밀도와 탄력이 점진적으로 향상됩니다.

② 필러

필러는 꺼진 볼, 팔자주름, 턱선 등 특정 부위의 볼륨을 즉각적으로 보완하는 시술입니다. 가장 많이 사용되는 히알루론산(HA) 필러는 인체 친화적인 성분으로 안전성이 높고, 시간이 지나면 체내에서 자연 분해되기 때문에 비교적 부작용 위험이 낮습니다. 시술 후 즉시 볼륨 변화가 확인되어 만족도가 높은 편이지만, 혈관 주행 및 안면 해부학에 대한 충분한 이해를 가진 숙련된 의료진에게 시술받는 것이 중요합니다. 부적절한 시술 시 혈관 압박이나 색소 변화, 비대칭 등이 발생할 수 있으므로 정확한 진단과 디자인이 필수적입니다.

③ **스컬트라** (폴리-L-젖산)

스컬트라는 볼륨을 인위적으로 '채우는' 방식이 아니라, 체내 콜라겐 생성을 유도하여 시간이 지나면서 서서히 볼륨을 복원하는 재생형 필러입니다. 시술 후 4~8주에 걸쳐 점진적인 볼륨 증가와 피부 밀도 개선이 이루어지며, 효과가 2년 이상 지속되는 것으로 보고되어 장기적인 탄력 관리 목적에도 적합합니다. 자연스럽고 완만한 변화를 선호하거나, 지속성이 높은 치료를 원하는 환자에게 추천됩니다.

④ **리프팅 시술**

리프팅은 피부 처짐 개선과 윤곽 라인 정돈을 목적으로 하는 시술로, 고주파·초음파 기반 장비(울쎄라, 슈링크, 써마지) 또는 실리프팅(실 삽입 리프팅) 등 다양한 방식이 활용됩니다. 고주파·초음파 리프팅은 진피층과 SMAS층(근막층) 에 열 자극을 가해 콜라겐 재생을 촉진하며, 피부 탄력 증가와 리프팅 효과를 동시에 유도합니다.

반면, 실리프팅은 특수 흡수성 실을 피부 아래 삽입하여 물리적으로 처진 조직을 당기고 재배열하는 방식으로, 즉각적인 리프팅 효과와 중장기적인 탄력 개선을 기대할 수 있습니다. 두 방식 모두 절개가 필요 없고, 회복 기간이 짧아 일상 복귀가 빠르다는 점이 장점입니다.

요약하자면, 피부 탄력 및 볼륨 개선 시술은 단일 시술보다는 개인의 피부 상태, 연령, 탄력 저하의 원인에 따라 복합적으로 설계되는 것이 이상적입니다. 예를 들어, 스킨부스터로 피부 전반의 질을 개선하면서 필러나 스컬트라로 볼륨을 보완하고, 리프팅 시술로 윤곽선을 정돈하는 다층적 접근(Multi-layered Approach) 이 가장 자연스럽고 지속적인 안티에이징 결과를 제공합니다. 무엇보다 시술 전에는 반드시 피부 두께, 지방 분포, 탄력도, 노화 양상을 정밀하게 평가한 뒤 숙련된 의료진과 함께 개인 맞춤형 치료 계획을 수립하는 것이 중요합니다.

시술 선택 시 고려해야 할 포인트

① 개인 맞춤 접근의 중요성

피부 상태는 개인마다 두께, 탄력도, 지방층 분포, 색조, 노화 양상, 생활 습관 등에서 큰 차이를 보입니다. 따라서 모든 사람에게 동일한 시술이 효과적인 것은 아니며, 피부의 구조적 특성과 노화 원인에 따른 맞춤형 접근이 필수적입니다.

예를 들어, 피부 볼륨 저하가 주요 문제라면 필러나 스컬트라와 같은 볼륨 복원 시술이 적합할 수 있으며, 반대로 피부결 개선과 보습 강화가 목적이라면 스킨부스터나 리쥬란과 같은 피부 재생 촉진 시술이 더 효과적입니다. 또한, 동일한 시술이라도 연령대나 피부 두께에 따라 약물의 농도, 주입 깊이, 시술 간격이 달라져야 최적의 결과를 얻을 수 있습니다.

즉, 시술 선택은 '유행'이나 '타인의 후기'가 아닌 개인의 생리적 특성과 피부 상태를 기준으로 설계된 의료적 전략이어야 합니다.

② 전문가와의 충분한 상담

시술 전에는 반드시 피부과 전문의 또는 숙련된 의료진과의 면밀한 상담을 통해 시술 목적, 사용 성분, 알레르기 가능성, 시술 횟수 및 유지 기간, 부작용 위험성, 일상 복귀 시점 등을 충분히 검토해야 합니다. 특히 과거 시술력이 있는 경우, 이전 시술과의 상호작용을 반드시 고려해야 합니다.

예를 들어, 필러나 실리프팅 등으로 인해 피부층 구조가 변형된 상태에서 추가적인 시술을 시행하면 염증 반응, 비대칭, 이물 반응 등 예기치 못한 합병증이 발생할 가능성이 있습니다. 따라서 피부의 현재 상태뿐 아니라 과거 이력까지 종합적으로 평가하는 것이 안전한 시술의 전제 조건입니다.

거울을 볼 때 예전보다 탄력이 떨어지거나 볼륨이 줄어든 얼굴을 발견하면, 누구나 한 번쯤은 화장이나 일시적인 방법으로 변화를 시도하거나, 시술을 고민하게 됩니다. 그러나 겉으로 드러난 문제만 해결하려는 접근은 근본적인 개선으로 이어지기 어렵습니다. 피부의 변화는 표면이 아닌 진피층 이하에서의 구조적·세포적 변화로부터 시작되기 때문에, 겉모습을 단순히 보정하기보다 피부 속 생리적 균형을 회복하는 방향의 치료가 중요합니다.

결국, 시술의 목적은 인위적인 변화를 만드는 것이 아니라 자연스러운 회복력과 건강한 피부 구조를 되살리는 것이어야 합니다. 이러한 관점에서, 개인의 상태에 맞춘 맞춤형 계획과 전문가의 정밀한 판단이 가장 안전하고 지속 가능한 아름다움을 완성하는 핵심입니다.

피부의 근본적인 아름다움은 표면이 아닌, 내부 구조의 건강으로부터 시작됩니다. 피부 진피층에는 콜라겐(collagen) 과 엘라스틴(elastin), 그리고 히알루론산(hyaluronic acid) 과 같은 주요 구조 단백질이 존재하며, 이들이 탄력과 볼륨, 윤기를 결정짓는 핵심 요소입니다. 이 성분들이 충분히 생성되고 안정적으로 배열되어야 얼굴 전체의 밀도와 탄력이 유지되지만, 자외선, 노화, 스트레스, 수면 부족 등 다양한 요인으로 인해 이 구조가 손상되면 피부는 점차 처지고 탄력을 잃게 됩니다. 이러한 내부 구조의 붕괴는 화장이나 일시적인 관리로는 회복될 수 없으며, 시간과 꾸준한 관리를 통해 피부 본연의 재생 능력을 회복시켜야만 개선이 가능합니다.

결국 피부에 필요한 것은 과도한 외부 자극이나 단기적인 시술이 아니라, 피부 스스로 회복할 수 있는 환경을 조성하는 것입니다. 자외선 차단을 철저히 하고, 충분한 수분을 섭취하며, 규칙적인 수면과 스트레스 관리로 체내 호르몬 밸런스를 유지하는 것만으로도 피부의 대사와 재생 속도는 크게 달라질 수 있습니다. 여기에 개인의 피부 타입에 맞는 보습·재생 관리 프로그램을 병행하면 피부 장벽이 강화되고, 점차 자연스러운 윤기와 생기가 회복됩니다.

물론 시술이나 고기능성 화장품은 피부 개선을 돕는 보조적 수단으로서 충분히 가치가 있습니다. 하지만 이들은 어디까지나 피부의 자생력을 보완하는 보조적 역할에 머물러야 하며, 그 자체가 근본적인 해결책이 될 수는 없습니다. 진정한 피부 회복은 외부의 자극이 아닌 내부 균형과 재생 리듬을 되찾는 과정을 통해 이루어집니다. 즉, 단기간의 '변화'를 목표로 하기보다, 피부가 스스로 건강해질 수 있는 기반을 다지는 것이 가장 안정적이고 지속 가능한 탄력 회복의 해답입니다.

결론적으로, 피부 관리의 본질은 '무언가를 더하는 것'이 아니라 피부가 제 기능을 회복하도록 돕는 환경을 만드는 것입니다. 조급하게 외형적 변화를 추구하기보다는, 내 피부의 생리적 리듬을 이해하고 그것과 조화롭게 공존하는 것. 그것이 바로 건강하고 탄력 있는 피부로 가는 가장 과학적이면서도 자연스러운 길입니다.

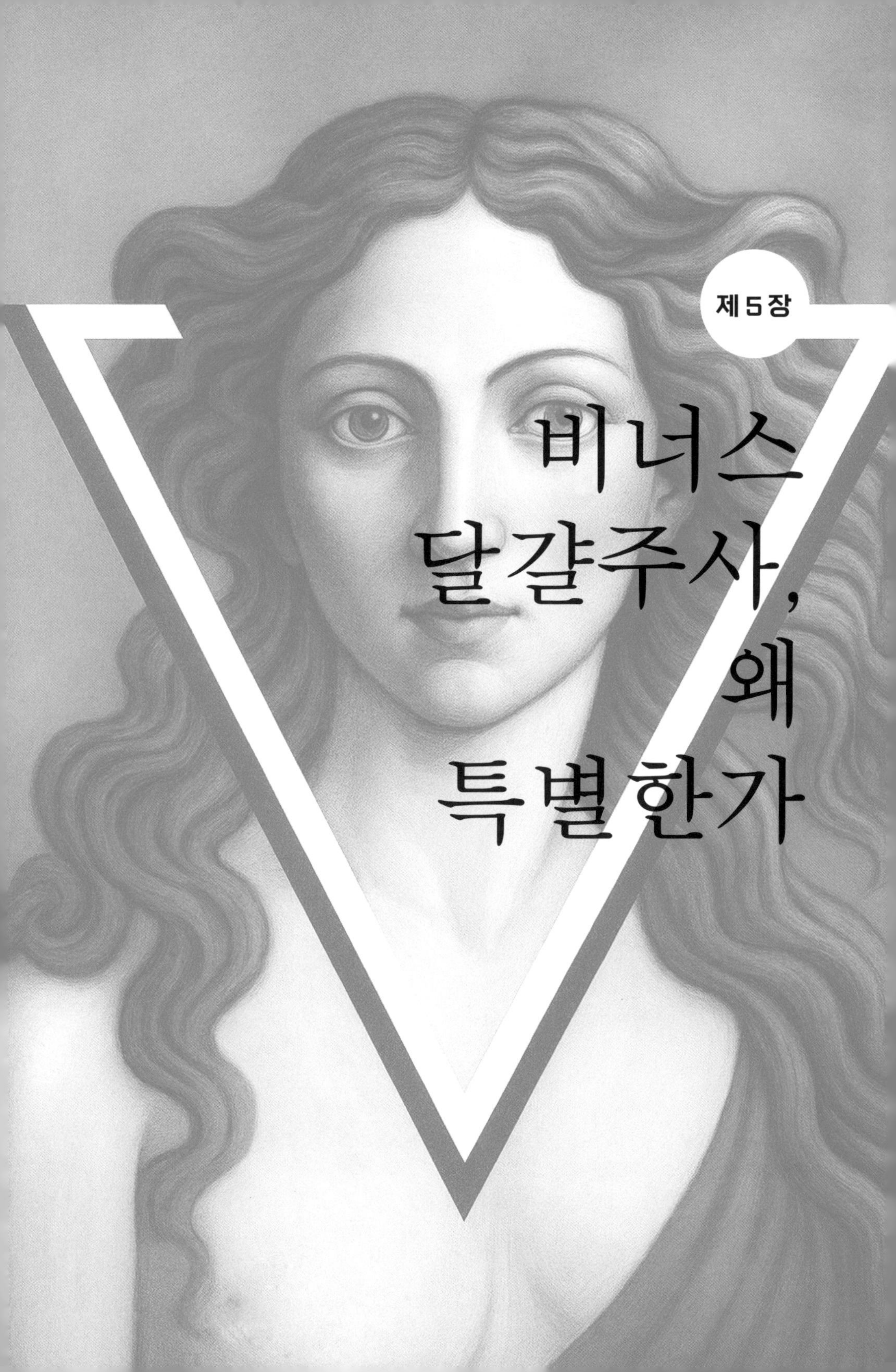

제5장

비너스 달걀주사, 왜 특별한가

5-1

비너스 달걀주사의 원리

비너스 달걀주사는 단순한 윤곽 개선을 넘어, 얼굴 중심선의 비율을 정교하게 조율하고 피부 구조 전반의 탄력을 동시에 보완하는 복합 기능성 시술로 자리 잡고 있습니다. 단순히 '작아 보이게 만드는' 시술이 아닌, 얼굴 해부학적 구조에 기반한 정밀한 재조정과 기능 회복이라는 다층적 효과를 추구하는 접근입니다. 이는 특히 이중턱, 무너진 하악선, 불균형한 볼살 등 얼굴 입체감을 해치는 요소를 정제하면서도 인상 전체의 조화를 재구성하는 데 중점을 둡니다.

이 시술의 핵심은 복합 작용 메커니즘에 있습니다. 먼저 '선택적 지방 분해(Selective Lipolysis)'를 통해 얼굴 지방을 전체적으로 줄이는 것이 아니라, 과도하거나 위치적으로 불균형하게 분포된 지방을 표적 제거함으로써 정돈된 윤곽을 만듭니다. 이 과정은 얼굴 중심부의 볼륨감은 유지하면서도 불필요한 부위를 날렵하게 다듬는 것이 가능하다는 장점을 지닙니다.

다음으로 미세 근육 이완(Mild Myorelaxation) 기능이 있습니다. 보톡스와 유사하지만 보다 미세한 강도로 작용하여, 교근(턱 근육)의 긴장을 완화하면서도 표정의 자연스러운 움직임은 보존합니다. 이로 인해 턱선이 울퉁불퉁하거나 경직된 인상으로 보이는 문제를 해소할 수 있으며, 보다 유연하고 부드러운 인상을 구현할 수 있습니다.

마지막으로, 콜라겐 재생 유도(Collagenesis Boost) 기능이 이 시술의 구조적 완성도를 높입니다. 단순 지방 제거만을 시행할 경우 흔히 발생하는 피부 처짐이나 탄력 저하 문제를 예방하기 위해, 진피층의 섬유아세포를 자극하여 콜라겐 및 엘라스틴 생성을 활성화합니다. 이 작용은 볼륨 감소 이후에도 피부의 탄력과 긴장도를 유지하거나 개선하는 데 효과적입니다.

비너스 달걀주사는 조성물 자체에 대한 특허를 보유하고 있어, 성분 배합과 전달 메커니즘이 과학적으로 설계되어 있습니다. 이는 일반적인 윤곽 주사와 달리 부작용 발생률이 낮고 반응 예측 가능성이 높으며, 민감성 피부나 피하지방이 얇은 경우에도 안전한 적용이 가능하다는 점에서 확연히 구분됩니다. 특히 부기, 뭉침, 좌우 비대칭 등의 부작용 발생률을 크게 줄였다는 점에서 의학적 신뢰도가 높습니다.

시술은 저자가 직접 개발하고 집도하는 오리지널 방식으로, 15년 이상의 임상 경험과 누적 2만 건 이상의 시술 데이터를 기반으로 구성됩니다. 사전 진단 단계에서는 얼굴 골격, 지방 분포, 근육 상태, 피부 탄력 등을 다각도로 분석하며, 이 분석 결과를 바탕으로 주입 위치, 깊이, 용량을 개별 맞춤 설계합니다. 이는 단순히 정량적인 약물 주입이 아닌, 해부학적 분석을 바탕으로 한 정밀한 윤곽 설계가 가능하다는 점에서 고난이도의 기술력을 요구합니다.

시술 시간은 약 10~20분 내외로 짧은 편이며, 회복 기간 역시 비교적 짧아 일상생활 복귀가 빠릅니다. 시술 직후 경미한 붓기나 멍이 동반될 수 있으나 대부분 2~3일 내 자연 소실되며, 냉찜질 및 휴식을 병행하면 회복이 더욱 원활합니다. 고온 환경(찜질방, 사우나), 음주, 격한 운동은 3~5일간 피하는 것이 권장됩니다. 효과는 일반적으로 시술 직후보다 2~3주 경과 후 서서히 나타나는 양상을 보이며, 이는 지방 분해 및 콜라겐 재생 과정이 생리적 속도를 따르기 때문입니다. 필요 시 4~6주 간격의 반복 시술을 통해 더욱 안정적인 윤곽 유지와 장기적 결과를 기대할 수 있습니다.

이처럼 비너스 달걀주사는 단순한 볼살 제거에 그치지 않고, 지방·근육·진피층을 입체적으로 조정하는 구조적 윤곽 솔루션으로 기능합니다. 얼굴의 중심 축을 자연스럽게 복원하고, 인상 전반의 부드러운 재구성을 목표로 하며, 외형 개선뿐 아니라 심리적 자신감 회복에도 긍정적인 영향을 미칠 수 있습니다. 시술의 본질은 단순히 작아 보이는 것이 아니라, 본래 얼굴의 균형과 기능을 되살리는 복합적인 전략에 있다는 점에서 그 가치가 돋보입니다.

5-2

지방 조절 + 콜라겐 자극의 복합작용

비너스 달걀주사는 단순히 윤곽을 줄이거나 지방을 녹이는 데 그치지 않습니다. 이 시술의 핵심은 얼굴 전체를 하나의 입체적인 구조로 바라보는 정교한 해부학적 분석에 기반하며, 근육, 지방, 진피 각각의 층에 작용하는 3중 메커니즘을 통해 얼굴형과 피부 상태를 동시에 케어할 수 있다는 점에 있습니다.

이 시술에 사용되는 조성물은 김삼 원장이 직접 개발한 특허 성분으로 구성되어 있으며, 단순히 지방을 분해하는 일반 윤곽 주사와 달리 피부 깊은 층까지 도달해 콜라겐 생성을 유도하고 탄력을 회복시킵니다. 지방이 줄어든 부위가 꺼지거나 처지는 부작용 없이 오히려 리프팅 효과가 발생하는 원리도 이 성분의 복합적 작용 덕분입니다.

실제 시술은 보툴리눔 톡신을 통해 미세 근육의 긴장을 완화하고, 더마톡신이 피부의 결을 정돈하며, 3종 복합 지방 용해 성분이 턱선과 볼살, 이중턱 부위를 타깃으로 선택적 지방 분해를 유도하는 방식으로 진행됩니다. 즉, 피부 위, 아래, 내부 각각의 층을 별도로 고려하여 정밀하게 설계된 접근 방식입니다.

많은 윤곽 시술은 지방만 줄이는 데 집중하다 보니 오히려 나이 들어 보이거나 얼굴이 피곤해 보이는 경우가 있지만, 비너스 달걀주사는 콜라겐 재생을 동시에 유도하여 리프팅과 탄력 강화라는 결과를 함께 얻을 수 있습니다. 따라서 단순한 체적 감소가 아닌 구조적 조화와 입체감 향상이 이루어집니다.

시술 후 피부결과 모공까지 개선되었다는 후기들이 많습니다. 이는 더마톡신이 진피층에 작용하면서 모공을 조이고, 전체적인 피부 밀도를 높이는 효과를 주기 때문입니다. 특히 여드름 자국이나 넓은 모공, 번들거림이 고민이었던 20대 환자들 사이에서 '피부가 정리됐다'는 긍정적인 반응이 잇따릅니다. 메이크업이 들뜨지 않고 잘 밀착되는 피부 상태로 개선되는 것도 부가적인 만족 요소입니다.

이러한 복합적인 개선은 티 나지 않는 자연스러운 인상 변화로 이어집니다. 얼굴 라인을 과도하게 깎거나 당기는 수술과는 다르게, 본인의 얼굴 구조를 유지하면서도 전체 인상이 한층 부드럽고 세련되어 보이는 변화가 핵심입니다. 주변 지인들이 "요즘 얼굴 좋아졌네?"라고 할 정도로 은은한 변화이기에, 시술 티가 나지 않는 자연미를 추구하는 이들에게 적합합니다.

특히 이중턱이나 턱선 비대칭, 과한 볼살처럼 특정 부위에 지방이 집중되어 있는 경우, 수술 없이도 정제된 윤곽을 만들 수 있습니다. 또한 피부결 개선, 모공 축소, 잔주름 완화까지 함께 원하는 경우에 이 시술은 복합적 대안이 될 수 있습니다. 시술 경험이 적은 10대 후반~20대 초반의 환자들이 입문용으로 선택하는 비율도 높습니다.

시술은 약 15~20분 내외로 진행되며, 시술 직후에는 약간의 붓기나 멍이 생길 수 있으나 대부분 2~3일 내로 자연 회복됩니다. 시술 후 3~5일 동안은 고온 환경(사우나, 찜질), 음주, 격한 운동을 피하는 것이 좋습니다. 효과는 시술 직후보다는 1~2주 후부터 서서히 나타나며, 3~4주 차에 가장 도드라지게 확인됩니다. 반복 시술을 통해 효과의 지속성과 정제도를 높일 수 있습니다.

무엇보다 이 시술이 신뢰를 얻는 이유는 단순히 제품력에 있지 않습니다. 15년 이상, 누적 2만 건 이상 시술 경험을 가진 김삼 원장이 개발하고 직접 시술하는 체계 덕분입니다. 시술 전에는 개인의 골격, 지방 분포, 근육 강도, 피부 상태를 정밀하게 분석한 뒤, 주입 위치, 깊이, 용량, 각도까지 맞춤 설계합니다. 같은 이중턱이라 하더라도 지방층의 두께, 피하지방 분포, 피부 탄력도에 따라 접근 방식이 달라지기 때문에, 이러한 정밀도는 결과의 안정성과 자연스러움을 좌우하는 핵심 요소입니다.

결국, 비너스 달걀주사의 진정한 가치는 얼굴을 작게 만들기 위함이 아니라, 얼굴의 중심축을 바로잡고, 조화롭고 건강한 인상을 복원하며, 피부 조직의 기능적 회복까지 가능하게 한다는 데 있습니다. 이 시술은 단순한 미용적 선택이 아니라, 해부학적 이해와 피부 생리학, 시술 노하우가 결합된 전략적 선택이 되어야 합니다. 그렇게 될 때, 외적인 변화뿐 아니라 내적인 자신감과 만족감까지 함께 얻을 수 있습니다.

5-3

수술 없이 얻는 탄력과 윤곽

비침습적 복합 주사 시술의 핵심은, 단순히 얼굴의 볼륨을 줄이거나 일시적인 변화만을 유도하는 것이 아닙니다. 이 시술은 얼굴의 입체적 구조와 해부학적 비율을 섬세하게 고려하여, 과잉 지방을 정밀하게 정리함과 동시에 진피층의 기능을 회복시키는 다층적 접근을 취합니다. 다시 말해, 외형의 미세 조정과 내부 조직의 생리적 재생을 동시에 겨냥하는 복합적 기능을 지니고 있는 것이 특징입니다.

기존의 단일 성분 지방 분해 주사와 달리, 이 시술은 리포틱 성분을 중심으로 한 지방 선택적 용해 물질과, 콜라겐 합성을 촉진하는 재생 성분이 함께 작용하는 구조로 설계되어 있습니다. 리포틱 성분은 과잉 지방이 축적된 국소 부위에 선택적으로 작용하여 세포 단위에서 지방을 파괴하고,

파괴된 지방은 림프계 대사를 통해 체외로 자연스럽게 배출됩니다. 이는 단기간에 갑작스러운 체적 변화를 유도하지 않고, 1~3주에 걸쳐 점진적으로 윤곽이 정돈되도록 하여, 자연스러우면서도 세련된 변화를 유도한다는 점에서 기존 시술과 차별화됩니다.

특히 이중턱, 광대 하부, 구순 옆 볼살(일명 '심술보')처럼 체중 감소나 운동만으로는 개선이 어려운 부위에서 그 효과가 더욱 도드라지며, 실제 환자 피드백에서도 "살이 빠졌다기보다는 얼굴이 정돈돼 보인다", "얼굴이 작아진 것이 아니라 작아 보이게 된다"는 식의 표현이 반복적으로 등장합니다.

또한 이 시술이 지향하는 방향은 단순한 체적 감소에 국한되지 않습니다. 지방이 감소하면서 동반될 수 있는 피부의 탄력 저하, 혹은 처짐 현상을 방지하고, 오히려 피부 구조를 탄탄하게 되살리는 데에도 목적을 두고 있습니다. 진피층 내 콜라겐 및 엘라스틴 생성을 유도하는 특허 성분이 포함되어 있으며, 이 성분은 세포 간 연결을 재배열하고, 피부 밀도를 높임으로써 탄성 회복에 기여합니다. 그 결과 모공 축소, 피부결 개선, 화장 밀착도 향상 등 기능적인 피부 회복 효과도 동반되며, 단순한 윤곽 개선을 넘어선 전반적인 이미지 개선이 가능해집니다.

시술 자체는 매우 간단한 프로세스를 따르지만, 그 안에는 고도의 해부학적 이해와 기술적 정교함이 요구됩니다. 시술 시간은 평균 10~15분 내외로 짧으며, 통증은 국소 도포 마취를 통해 대부분 효과적으로 제어됩니다. 시술 직후에도 일상생활 복귀가 가능하고, 일부 환자에게 발생할 수 있는 붓기나 멍은 평균 2~3일 내 자연스럽게 소실됩니다. 별도의 회복기를 요구하지 않는다는 점에서 바쁜 일정을 가진 사람에게 특히 적합하며, 면접, 졸업사진, 기념 촬영 등 주요 이벤트 전에도 무리 없이 진행될 수 있습니다.

그러나 이 시술이 단순한 '주사'로 분류되지 않는 진짜 이유는 바로 정밀한 해부학 기반 설계에 있습니다. 사람마다 골격의 형태, 지방층의 두께, 근육의 긴장도, 피부의 탄성은 모두 다르며, 그에 따라 주입 위치, 깊이, 용량, 각도까지 달라져야 합니다. 시술자의 숙련도와 해부학적 이해도에 따라 결과의 자연스러움과 균형감이 현저하게 달라지기 때문에, '디자인'이라는 개념으로 접근해야 한다는 점이 중요합니다. 이는 단순히 특정 부위를 작게 만들기 위한 시술이 아니라, 전체 얼굴의 조화와 중심축을 되살리는 전략적 접근이기 때문입니다.

실제 시술을 집도하는 김삼 원장의 방식은, 15년 이상의 임상 경험과 2만 건 이상의 누적 데이터를 바탕으로 한 분석 기반 설계를 중심에 두고 있으며, 얼굴을 단지 '작게' 보이게 하기보다는, 조화로운 입체감과 인상의 중심을 회복시키는 데에 중점을 둡니다. 시술 이후에는 오히려 "피곤해 보이던 얼굴이 또렷해졌다", "인상이 부드러워졌다"는 반응이 많으며, 이는 단순한 외형 변화가 아니라 심리적 만족도와 자존감 회복으로도 이어지는 결과입니다.

특히 수술적 접근이 부담스러운 미용 시술 입문자에게 이 시술은 이상적인 선택이 될 수 있습니다. 피부가 민감하거나 피하지방층이 얇은 체형에서도 비교적 안전하게 적용 가능하며, 예측 가능한 범위 내에서 결과를 도출할 수 있다는 점에서, 미용 시술에 대한 '첫 진입 경험'으로서도 긍정적인 반응을 얻고 있습니다.

궁극적으로 이 복합 주사 시술은 단순히 얼굴을 작게 만드는 것이 아니라, 본래 얼굴의 구조적 조화를 되살리고, 피부 본연의 힘을 회복시키며, 자연스러운 중심을 재정렬하는 것을 목표로 합니다. 미용의 기준이 극적인 변화에서 조화로운 회복으로 이동하고 있는 오늘날, 이러한 접근은 새로운 미적 트렌드에 부합하는 동시에, 개인의 삶의 질까지 함께 향상시키는 전략이 될 수 있습니다.

5-4

얼굴형을 디자인하는 시대

개인의 얼굴형은 결코 단순한 '크기'나 '비율'만으로 정의되지 않습니다. 각자의 골격 구조, 피하지방의 위치와 양, 피부의 두께, 근육의 분포와 긴장도, 진피층의 탄력 상태 등 다양한 해부학적 요소들이 얽히고설켜 '인상'을 구성합니다. 이러한 복합 구조 속에서 특정 부위가 상대적으로 튀어나와 보이거나 꺼져 보이는 것은 결코 이상한 일이 아니며, 오히려 자연스러운 변이의 하나입니다. 하지만 그 미세한 차이가 얼굴 전체의 인상을 좌우하고, 때론 실제보다 나이가 들어 보이거나 무겁고 피로한 인상을 줄 수 있다는 점에서, 이를 정돈하고 조율하려는 노력은 분명한 의학적·심리적 가치를 지닙니다.

이러한 배경 속에서 '비너스 달걀주사'는 단순한 미용 시술이 아닌, 얼굴 구조에 대한 정교한 전략적 설계의 한 방식으로 자리 잡고 있습니다. 이 시술은 특정 부위의 과잉 지방을 선택적으로 제거함과 동시에 피부의 재생을 유도하고, 전체 윤곽을 입체적으로 조율하는 복합 작용 메커니즘을 기반으로 합니다. 특히 주목할 점은 이 시술이 단순히 볼륨을 줄이는 데에 그치지 않는다는 것입니다. 얼굴의 입체감과 중심선을 고려한 설계를 통해, 광대 하부, 이중턱, 구순 옆 심술보 등 불필요하게 부각된 부위를 정리하고, 그 과정에서 발생할 수 있는 피부의 처짐까지도 예방합니다.

피부 탄력 개선 역시 이 시술의 중요한 축입니다. 주입되는 약물에는 지방 분해를 유도하는 리포틱 성분과 함께, 진피 내 섬유아세포를 자극하는 재생 조성물이 포함되어 있어, 단순히 살이 빠지는 것이 아니라 피부의 밀도와 결이 정돈되는 결과를 유도합니다. 실제 임상에서도 모공 축소, 메이크업 밀착력 증가, 피부결 향상 등 기능적 개선이 자주 보고되고 있으며, 이는 외형적 변화뿐 아니라 피부 생리학적 회복이 동시에 이루어졌다는 것을 보여줍니다.

시술의 과정은 간결하지만, 효과는 정밀도에 의존합니다. 평균적으로 시술 시간은 10~15분 이내로 짧고, 마취 크림을 사용해 통증은 거의 느껴지지 않으며, 시술 직후에도 일상생활로의 복귀가 가능합니다. 붓기나 멍도 드물게 발생하며 대부분 2~3일 이내 자연 소실되기 때문에, 시험이나 면접, 사진 촬영을 앞둔 경우에도 비교적 안전하게 활용될 수 있습니다.

하지만 모든 경우에 있어서 이상적인 결과를 보장하는 것은 아닙니다. 해부학적으로 상악골이 과도하게 돌출된 경우나, 심부 안와지방이 지나치게 발달한 구조에서는 단순 주사 시술만으로는 충분하지 않을 수 있습니다. 이런 경우에는 고주파, 레이저, 혹은 수술적 접근이 병행되어야 하며, 그 판단은 반드시 숙련된 의료진의 정밀한 해부학적 분석을 통해 내려져야 합니다. 얼굴 윤곽 개선은 단일한 답을 가지는 문제가 아니기 때문에, 각각의 얼굴 구조를 이해하고 그에 맞는 접근 방식을 설정하는 것이 무엇보다 중요합니다.

결국 비너스 달걀주사의 목적은 단순히 '얼굴을 작게' 만드는 것이 아닙니다. 보다 입체적이고 정돈된 인상을 구현하는 것, 그리고 자신에게 가장 잘 어울리는 비율과 구조를 찾는 것이 핵심입니다. 그 과정에서 이 시술은 조화롭고 자연스러운 얼굴 윤곽을 구현하기 위한 강력한 도구로 기능하며, 무엇보다 중요한 것은 '어떤 얼굴이 예쁜가'가 아니라 '어떤 변화가 나에게 자연스럽고 조화로운가'를 기준으로 삼는 것입니다.

스마트한 얼굴 관리는 유행을 따르는 것이 아니라, 자기 얼굴의 구조를 정확히 이해하고, 자신이 원하는 방향을 섬세하게 설계해나가는 과정입니다. 비너스 달걀주사는 그 여정에 있어 전략적이고 안전한 첫걸음이 될 수 있으며, 이를 통해 우리는 더 이상 남의 얼굴을 따라가려 하지 않고, '내 얼굴이 가장 조화롭게 보일 수 있는 방법'을 찾아갈 수 있습니다.

이 시술의 진정한 가치는, 얼굴의 외형적 정돈뿐만 아니라, 그 변화를 스스로 선택하고 계획할 수 있다는 주체적인 미용 경험 자체에 있을지도 모릅니다.

제6장

시술 전, 반드시 알아야 할 것들

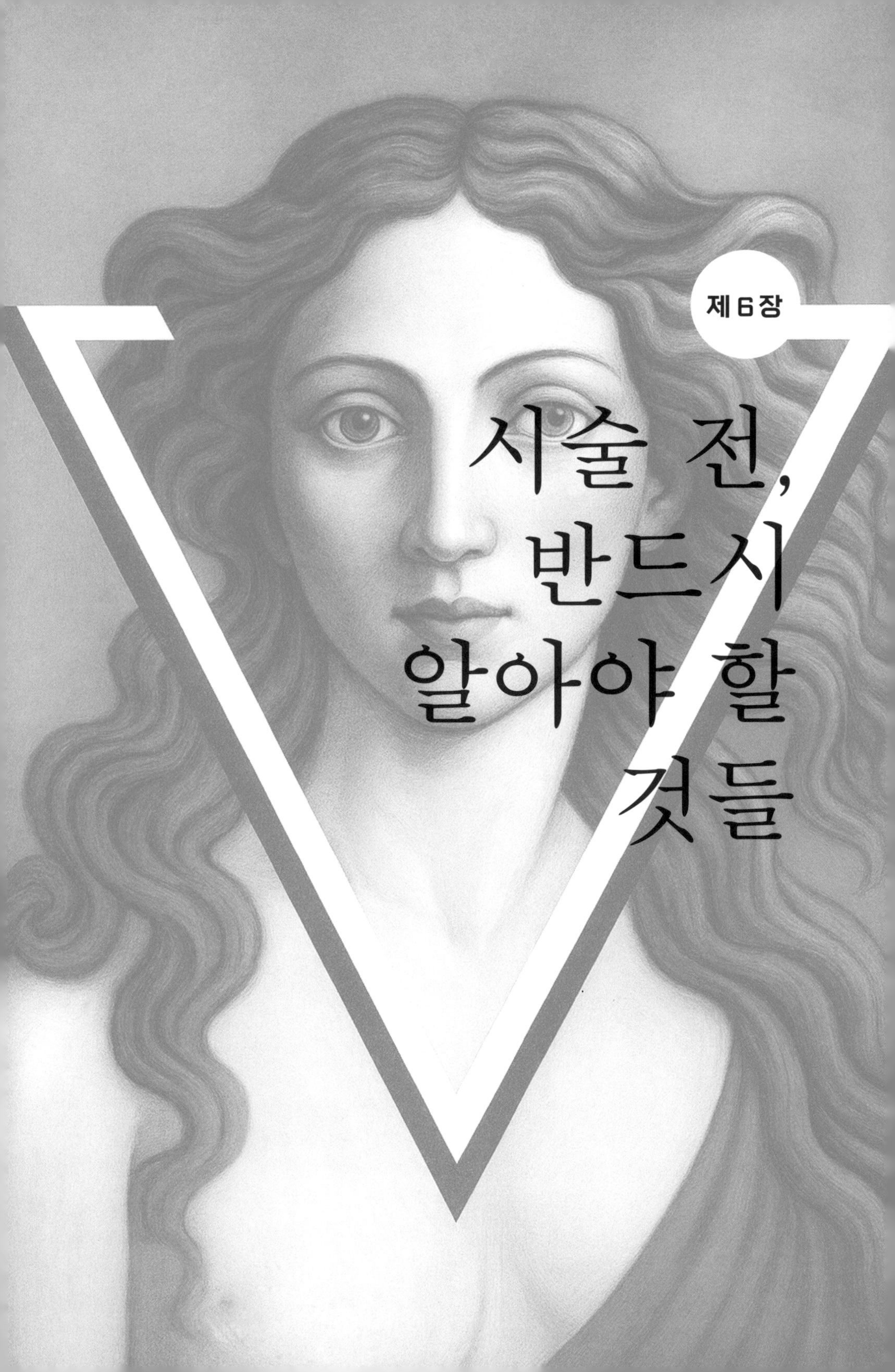

6-1

누구에게 적합한가

비너스 달걀주사(Venus Egg Injection)는 얼굴의 입체적 균형과 윤곽 정리를 목표로 설계된 비침습적 복합주사 요법입니다. 절개 없이 국소부위에 주사만으로 시술이 이루어지며, 지방 분해와 진피 재생을 동시에 유도하는 고기능성 조성물이 함유되어 있어, 수술 없이도 자연스럽고 정돈된 얼굴형을 구현할 수 있는 것이 특징입니다. 바쁜 일정 속에서도 얼굴 윤곽에 미세한 정돈과 생리학적 회복을 원하는 이들에게 매우 실용적이며, 다음과 같은 유형의 환자에게 특히 높은 반응을 보이고 있습니다.

① 절개나 마취에 대한 부담이 큰 분들

비너스 달걀주사는 전신마취나 절개 없이, 국소 도포 마취 후 최소 자극의 주입 방식으로 진행됩니다. 이는 수술에 대한 심리적 저항감이 크거나 마취 부작용에 대한 우려가 있는 분들에게 적합한 대안이 됩니다. 바늘 삽입 시의 통증도 최소화되어 있으며, 시술 후 흉터가 남지 않는 점 또한 피부 미용을 중시하는 환자들에게 높은 만족도를 제공합니다. 실제로 통증 민감도가 높은 환자군에서도 우수한 순응도를 보이며, 반복 시술 시에도 거부감 없이 유지 관리가 가능합니다.

② 이중턱·심술보·볼살 등 특정 부위 지방 축적이 고민인 분들

체중 조절이나 운동만으로는 개선이 어려운 국소 얼굴 지방 축적 부위—예: 턱 밑 침샘 부위, 광대 하방 볼살, 입가 옆 심술보 등—에 대한 정밀한 지방 분해와 윤곽 조정이 가능합니다. 리포틱 성분은 선택적으로 지방세포를 분해하고, 림프순환을 통해 체외 배출되도록 설계되어 있어, 전체적인 윤곽 축소가 아닌, 국소 윤곽 정돈 효과를 목표로 합니다. 이로 인해 얼굴의 중심선이 선명해지고, 옆 라인의 흐름이 개선되어 보다 슬림하고 입체적인 인상이 형성됩니다.

③ 과하지 않은 얼굴선 개선, 자연스러운 인상 변화 추구자

비너스 달걀주사는 '티 나지 않는 정제된 변화'를 추구하는 환자군에게 가장 적합합니다. 단순 지방 감소가 아닌, 진피 내 콜라겐 생성 유도 및 피부 탄력 회복이 병행되기 때문에, 얼굴선이 슬림해지면서도 피부가 늘어지지 않고 오히려 밀도감 있는 결로 재구성됩니다. 시술 후 주변인으로부터 '인상이 정돈돼 보인다', '피부가 더 건강해 보인다'는 반응을 얻는 경우가 많으며, 이는 단순 미용적 변화 이상의 생리학적 개선을 시사합니다.

④ 시간적 여유가 부족하지만 외모 관리를 포기할 수 없는 분들

시술 소요시간은 평균 10~15분 내외로, 비교적 간결하며 국소 마취 하에 시술되므로 회복 시간이 필요 없습니다. 대부분의 환자들이 시술 직후 바로 업무나 학업 등 일상으로 복귀할 수 있으며, 멍이나 붓기 등 부작용도 드물고 짧은 기간 내 자연 소실됩니다. 따라서 바쁜 일정 중에도 효율적으로 얼굴 윤곽을 관리하고자 하는 직장인, 수험생, 육아 중인 분들에게 실용적인 선택지로 자리잡고 있습니다.

종합적 효과와 정밀한 설계의 결합

비너스 달걀주사는 단순 지방 제거가 아닌, 피부 조직 재생·윤곽 조정·탄력 복원이라는 복합적 목표를 동시에 달성하는 것을 목적으로 합니다. 이는 단편적인 미용 시술이 아닌, 해부학적 분석과 임상적 판단을 기반으로 한 정밀한 맞춤 설계가 바탕이 되어야 합니다. 그 결과 자연스럽고 조화로운 인상 변화와 함께, 기능적 피부 회복까지 기대할 수 있어, 현대적인 얼굴 윤곽 관리의 모범적인 접근 방식으로 평가받고 있습니다.

더욱 정밀한 시술 계획과 효과적인 결과를 위해서는 시술 전 전문가의 해부학적 분석과 충분한 상담이 선행되어야 하며, 단순한 유행 추종이 아닌, 자기 얼굴에 대한 정확한 이해와 변화 목표의 설정이 필수적입니다. 비너스 달걀주사는 이러한 스마트한 미용 전략을 가능하게 하는 대표적 비수술 윤곽 개선법으로, 당신의 얼굴형에 맞춘 섬세한 해답이 될 수 있습니다..

6-2

시술 전후 주의사항

개인의 해부학적 구조에 기반한 비침습적 윤곽 개선 시술인 비너스 달걀 주사는 단순한 외형적 변화만을 목표로 하지 않습니다. 시술의 효과를 극대화하고 부작용을 최소화하기 위해서는, 시술 자체뿐 아니라 전후의 관리 과정이 체계적으로 이루어져야 합니다. 특히 지방 대사, 진피 재생, 조직 염증 반응 등 복합적인 생리적 기전이 관여하는 만큼, 사소한 생활 습관 하나에도 예민하게 반응할 수 있음을 인지하고 철저한 사전 준비와 사후 관리가 필요합니다.

시술 전 점검: 피부 컨디션과 사전 자극 이력 확인

시술 전에는 우선 시술 부위의 피부 상태를 면밀히 점검해야 합니다. 염증성 병변, 활성화된 여드름, 미세한 상처 또는 감염이 있는 경우에는, 피부 방어 기전이 저하된 상태이므로 주사 약물의 삽입이 염증을 악화시키거나 회복 지연을 유발할 가능성이 있습니다. 이와 같은 경우 시술은 일시적으로 보류하는 것이 바람직합니다.

또한 최근 7일 이내에 고출력 레이저, 케미컬 필링, 왁싱 등 피부에 물리적 혹은 화학적 스트레스를 유도하는 시술을 받았을 경우에도, 피부 장벽이 충분히 재건되기 전까지는 달걀주사 시술을 미루는 것이 권장됩니다. 사전에 의료진에게 본인의 최근 시술 이력을 공유하고, 피부 민감도에 대한 평가를 받는 것이 이상적입니다.

시술 전날 주의사항: 회복에 영향을 미치는 요인 관리

시술 하루 전부터는 혈관 확장을 유도할 수 있는 음주와 흡연을 삼가는 것이 중요합니다. 알코올은 말초혈관을 확장시켜 출혈성과 멍 발생률을 높이며, 니코틴은 모세혈관 내 산소 공급을 저해하여 회복 속도를 지연시킬 수 있습니다. 또한 과도한 스트레스나 수면 부족 역시 피부의 항상성에 영향을 주므로, 시술 전날은 평소보다 더 철저한 컨디션 조절이 필요합니다.

충분한 수분 섭취는 피부의 순환과 대사 활성에 도움을 주기 때문에 시술 전후로 의도적으로 물 섭취량을 늘리는 것도 회복에 긍정적인 영향을 미칩니다.

시술 직후 반응과 초기 대응

시술 후 24~72시간 이내에는 국소 부위에 일시적인 발적, 압통, 약한 종창, 멍이 동반될 수 있으며 이는 대부분 경미한 생리적 반응입니다. 이러한 반응은 냉찜질을 통해 완화할 수 있으나, 반드시 피부를 직접적으로 자극하지 않도록 주의해야 합니다. 얼음을 천에 싸서 간접적으로 적용하며, 시술 부위를 문지르거나 누르지 않아야 합니다. 특히 손으로 반복적으로 만지는 행위는 약물의 안정성과 림프 흐름에 부정적 영향을 줄 수 있습니다.

체온 상승을 유도하는 활동 제한

시술 후 최소 5~7일간은 체온을 급격히 상승시키는 행위—예를 들어 고강도 유산소 운동, 사우나, 찜질방, 고온욕 등—을 지양해야 합니다. 이러한 활동은 염증 반응을 자극하고, 주입된 약물의 안정적 작용을 방해할 수 있으며, 부종의 지속시간을 연장시킬 수 있습니다.

피부가 외부 자극 없이 자연스럽게 회복될 수 있는 환경을 조성해주는 것이 관건이며, 메이크업 제품이나 스킨케어 제품도 시술 직후에는 자극이 적고 무향·저자극 제품으로 대체하는 것이 안전합니다.

시술 효과의 발현 시점과 유지 전략

일부 환자들은 시술 직후 윤곽선의 미세한 정돈 효과를 경험하기도 하지만, 지방 세포의 분해 → 림프계 배출 → 진피 재정비라는 전 과정을 고려할 때, 본격적인 효과는 보통 2~4주에 걸쳐 서서히 나타납니다. 피부 재생 주기와 지방 대사의 속도는 개인차가 존재하므로, 결과를 성급하게 평가하기보다는 일정 기간 동안의 경과를 관찰하는 태도가 필요합니다.

일회성 시술로 확연한 개선을 기대하기보다는 1~2개월 간격의 주기적 시술을 통해 점진적으로 윤곽을 조정해 나가는 방식이 보다 안정적이며, 장기적인 만족도를 높이는 방법이 될 수 있습니다.

지속 가능한 결과를 위한 인식 전환

비너스 달걀주사는 단순히 '작아 보이는 얼굴'을 위한 시술이 아니라, 개인의 해부학적 조화를 회복하고 균형 잡힌 얼굴 인상을 구축하기 위한 전략적 시술입니다. 따라서 유행이나 주변 권유보다는, 자신의 얼굴 구조와 생활 패턴, 기대 효과에 대한 명확한 인식이 선행되어야 하며, 그 기반

위에서 의료진과의 충분한 상담을 거쳐 시술 계획을 수립해야 합니다.

결과적으로, 이 시술의 진정한 가치는 주사 한 번에 있는 것이 아니라, 자기 얼굴을 주의 깊게 이해하고, 회복 과정을 존중하며, 생활 습관까지 조율하려는 주체적 자세에 있습니다. 외적인 변화는 피부 속에서부터 천천히 시작되고, 그 변화를 지속시키는 힘은 바로 '관리의 일관성'에서 비롯됩니다.

6-3

부작용과 오해에 대한 팩트체크

비너스 달걀주사는 절개 없이 진행되는 비침습적 안면 윤곽 개선 시술로, 회복 기간이 짧고 일상 복귀가 빠르다는 특성 덕분에 현대적 라이프스타일에 적합한 미용 솔루션으로 평가받고 있습니다. 다만, 임상 현장에서는 여전히 과도한 기대감 또는 불충분한 이해로 인해 결과에 실망하거나 불안감을 호소하는 사례가 빈번히 발생합니다.

많은 이들이 해당 시술만으로 지방이 극적으로 줄어들고, 즉각적인 얼굴형 변화가 발생할 것으로 기대하지만, 실제로는 지방세포를 완전히 제거하는 것이 아닌, 약물 반응을 통해 국소 지방세포의 분해를 유도하고 림프 배출 경로를 통해 체외로 점진적으로 배출되도록 돕는 원리입니다. 이는 단기간의 변화보다는 약 2~4주간의 자연스러운 윤곽 정리 효과를 기대하는 것이 보다 현실적입니다.

시술 반응은 개인의 체질과 생리적 변수에 따라 상이하게 나타납니다. 피부 두께, 지방층의 위치와 밀도, 림프 순환의 활력도, 전반적인 대사 속도 등이 모두 영향을 미칩니다. 뿐만 아니라 식이 습관, 수분 섭취량, 스트레스 지수, 수면 질 같은 생활요소 역시 지방 대사의 효율성에 영향을 주기 때문에, 시술 단독 효과만으로 만족스러운 변화를 기대하기보다는 이러한 외부 요인을 동시에 관리하는 접근이 필요합니다.

시술의 지속성과 관련해서도 오해가 종종 발생합니다. 비너스 달걀주사는 영구적인 지방 제거술이 아닌 만큼, 시간 경과에 따라 재축적 가능성이 존재하며, 일반적으로 한 차례만으로 충분한 변화를 기대하기보다는 4~6주 간격의 반복적 시술을 통해 점진적이고 안정적인 윤곽 개선을 도모하는 방식이 권장됩니다. 반복 시술은 정밀한 해부학적 분석과 개인 맞춤 설계를 기반으로 수행되어야 하며, 이는 결과의 자연스러움과 지속성에 결정적 영향을 미칩니다.

안전성 측면에서는, 고유 성분이 포함된 약물이 미세침을 통해 주입되는 방식으로 이루어져 피부 절개나 진피층 손상이 거의 없고, 시술 직후 일상생활 복귀가 가능하다는 점에서 비교적 부담이 적은 시술로 간주됩니다. 다만, 체질적 민감도에 따라 일시적인 홍반, 부기, 멍 등이 발생할 수 있으며, 이러한 반응은 대체로 수일 내 자연 회복됩니다. 예민한 피부를 가진 경우에는 사전 진료를 통해 약물 성분에 대한 반응 가능성을 충분히 검토하는 것이 바람직합니다.

시술 전후 주의사항 역시 시술 결과에 큰 영향을 미칩니다. 특히 음주와 흡연은 혈류 순환 및 회복력을 저하시켜 염증 반응을 증폭시킬 수 있으며, 고온 환경(사우나, 찜질, 격렬한 운동)은 부기나 멍의 악화를 초래할 수 있으므로 피하는 것이 필수적입니다. 또한 세안이나 화장 시 시술 부위를 강하게 문지르거나 자극하는 행위는 주입된 약물의 분포 경로에 영향을 미칠 수 있어 최소 일주일간은 가급적 접촉을 줄이는 것이 권장됩니다.

시술의 결과는 단순한 지방 분해 효과에 그치지 않고, 일부 클리닉에서는 특허 성분이 포함된 고유 약제를 활용하여 진피층의 탄력을 개선하고 콜라겐 생성을 촉진하는 복합적인 효과를 유도합니다. 이는 단순히 부피를 줄이는 목적을 넘어서, 피부 질감과 밀도를 함께 개선할 수 있는 차별화된 접근으로, 더욱 정제된 인상 개선을 가능하게 합니다.

비너스 달걀주사는 정교한 의료 계획과 현실적인 기대치를 바탕으로 접근할 때 비로소 만족스러운 결과를 제공할 수 있습니다. 특히 '눈에 띄는 변화'보다 '섬세하게 정돈된 인상'을 원하는 대상에게 더욱 적합한 선택이며, 일회성 시술로서가 아닌, 일정 주기와 생활관리의 일환으로 받아들여질 때 진정한 효과가 발휘됩니다.

궁극적으로 중요한 것은 본인의 안면 구조, 피부 상태, 지방층 분포, 생활습관 등을 종합적으로 고려한 맞춤형 계획 수립입니다. 이를 위해서는 충분한 임상 경험을 보유한 의료진과의 협의가 필수적이며, 신체 생리적 조건에 대한 이해와 함께 미용적 목표에 이르는 과정을 함께 설계하는 과정이 동반되어야 합니다. 그렇게 형성된 결과는 단순한 외형의 변화가 아니라, 균형감 있고 세련된 인상의 완성으로 이어질 수 있습니다.

6-4

좋은 병원을 고르는 기준

정밀한 안면 윤곽 시술인 '비너스 달걀주사'와 같은 시술을 고려할 때, 병원 선택은 단순히 위치나 비용만으로 결정해서는 안 됩니다. 얼굴은 개개인의 골격 구조, 지방층의 분포, 피부 탄력도, 근육의 배치 등이 모두 복합적으로 작용하는 부위이기에, 정확한 해부학적 이해와 숙련된 기술력이 동반된 의료진의 개입이 반드시 필요합니다.

① 의료진의 자격과 임상 경험 확인은 필수

의료기관 선택 시 가장 먼저 검토해야 할 사항은 의료진의 전문성과 시술 경력입니다. 단순히 의사 면허 여부만으로는 시술 결과를 보장할 수 없으며, 해당 시술에 대한 실질적인 경험치와 다양한 안면 유형에 대한 대응 능력이 중요합니다. 피부과 전문의 혹은 성형외과 전문의 자격을 갖추었는지 여부, 유사 케이스에 대한 접근 방식 등을 병원 홈페이지나 상담 과정에서 확인하는 것이 바람직합니다.

또한 병원에서 제공하는 시술 전후 사진 및 고객 후기도 신뢰도를 판단하는 유효한 기준이 됩니다. 단, 과도하게 보정된 이미지나 일관성 없는 결과물은 신중하게 해석해야 하며, 자연스럽고 반복적으로 일관된 결과를 보이는 병원이 더 높은 숙련도를 가진 곳이라 할 수 있습니다.

② 개별 맞춤형 상담 제공 여부

신뢰할 수 있는 병원은 '모든 환자에게 동일한 접근'을 하지 않습니다. 반대로, 내 얼굴의 구조와 지방 분포, 기대하는 이미지 변화 등을 세밀히 분석하고 이에 기반한 솔루션을 제시할 수 있어야 합니다. 예컨대 "볼 부위의 볼륨 정돈이 턱선보다 우선입니다"와 같은 구체적이고 해부학적으로 타당한 설명을 제공하는 곳이라면, 해당 시술에 대한 임상적 이해도가 높다고 판단할 수 있습니다.

반면, 개인의 상태를 고려하지 않은 채 "그냥 맞으시면 돼요"라는 식의 모호한 응대는 피해야 하며, 해당 병원이 시술 계획 수립에 충분한 시간과 분석을 투자하지 않는다는 신호일 수 있습니다.

③ 후기 및 유사 사례 비교 분석

시술 효과는 동일한 시술이라도 개인의 얼굴형, 지방량, 체질에 따라 다르게 나타날 수 있습니다. 따라서 내 얼굴과 유사한 사례가 있는지 확인하는 것이 특히 중요합니다. 병원의 블로그, 인스타그램, 카페 후기를 통해 부기, 회복 기간, 유지 기간 등 실제 고객의 체감 변화를 살펴보는 것이 좋은 참고가 될 수 있습니다.

이러한 실사용자 중심의 정보는 공식적인 홍보자료보다 훨씬 솔직하고 유용한 인사이트를 제공합니다. 특히 부기, 멍, 회복 속도 등은 시술 전 충분히 감안하고 계획을 세워야 할 요소이므로, 다양한 사례를 종합해 검토하는 것이 효과적입니다.

④ 사후 관리 시스템의 체계 여부

비너스 달걀주사는 비교적 회복이 빠른 편에 속하지만, 시술 직후 경미한 부종이나 멍이 발생할 수 있으며, 이때의 대응 가이드 제공 여부가 병원의 책임감을 드러냅니다. 신뢰할 수 있는 병원이라면 "며칠 지나면 괜찮아져요"라는 단편적 설명을 넘어서, 발생 가능한 반응에 대한 사전 안내와 필요시 재내원을 권유하는 구조화된 사후관리 체계를 갖추고 있습니다.

이러한 체계적 사후 관리는 단순히 시술을 잘하는 것에 그치지 않고, 환자의 회복 과정 전체를 함께 책임진다는 병원의 철학을 보여주는 지표이기도 합니다.

⑤ 자연스러운 조화를 위한 전문가적 판단

시술의 궁극적인 목적은 단순한 변화가 아닌, 얼굴 전체의 조화와 입체감 향상입니다. 드라마틱한 변화보다는, 주변 사람들이 "요즘 뭔가 달라졌는데?"라고 말할 정도의 자연스럽고 완성도 높은 변화를 이끄는 병원이 진정한 '좋은 병원'입니다.

이를 위해서는 즉흥적인 선택보다 다양한 병원을 충분히 비교하고, 복수의 병원에서 실제 상담을 받아본 뒤 전문성, 분석력, 상담 방식, 사후관리 시스템까지 종합적으로 평가하는 것이 중요합니다. 다소 시간이 걸리더라도, 조급함을 줄이고 충분한 정보 기반 위에서 결정을 내리는 과정 자체가 성공적인 결과의 시작입니다.

제 7 장

작은 얼굴, 그리고 그 이후

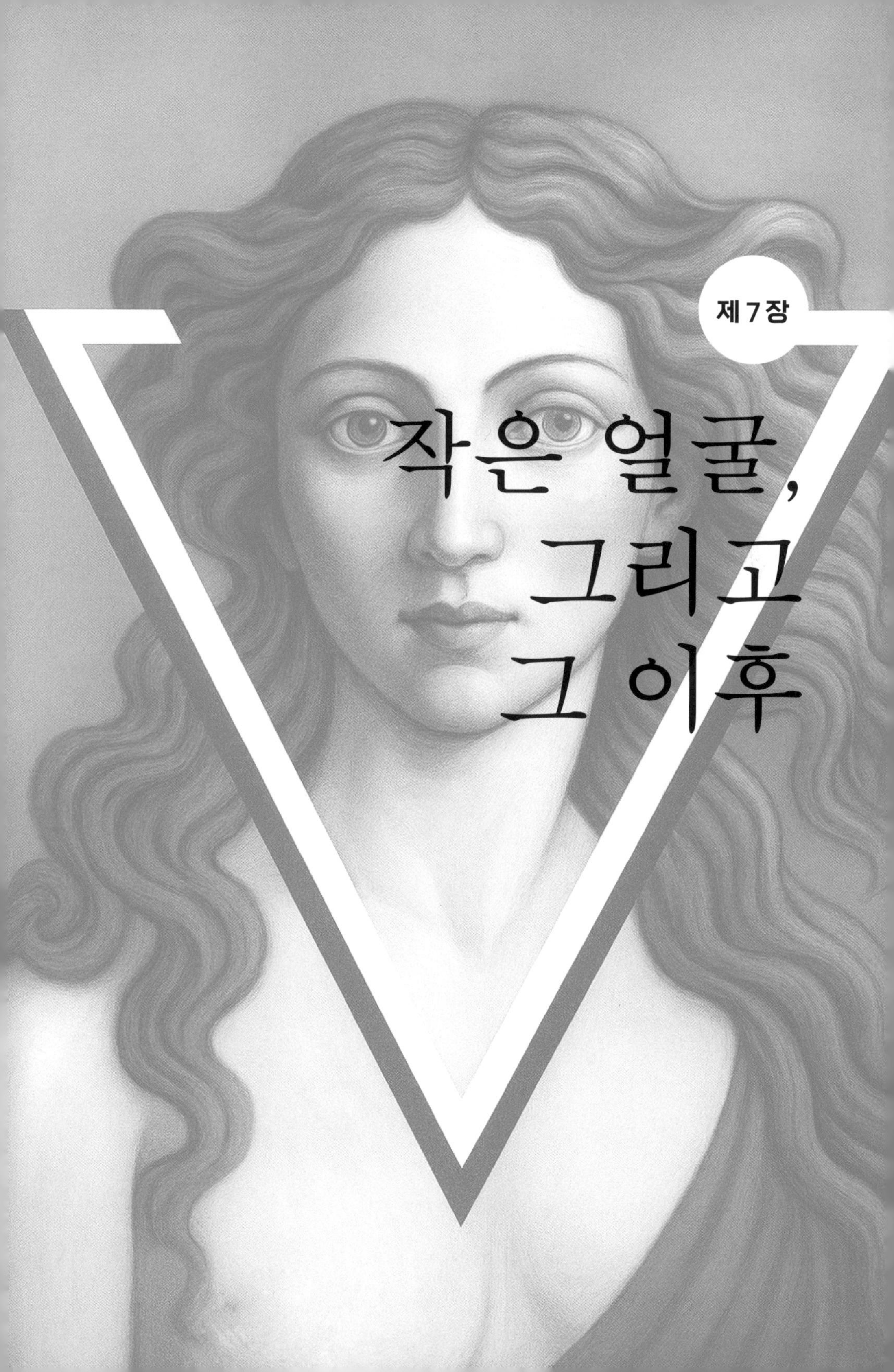

7-1

얼굴이 바뀌면 인생이 바뀔까?

얼굴은 단순히 외형적 아름다움을 결정하는 요소를 넘어, 개인의 정체성과 사회적 관계를 매개하는 심리적·문화적 표현의 공간입니다. 타인을 처음 대면할 때 느껴지는 신뢰감, 안정감, 혹은 거리감과 같은 비언어적 인상은 대부분 얼굴의 구조적 균형과 표정의 조화에서 비롯됩니다. 이 때문에 "얼굴형이 바뀌면 인생이 달라진다"는 말은 미신이 아니라, 자기 인식의 전환과 사회적 관계의 질적 변화를 상징하는 표현으로 해석할 수 있습니다.

고전적으로 이러한 사고는 관상학(觀相學) 의 원리와 맞닿아 있습니다. 관상학은 얼굴의 형태, 비율, 표정, 시선 등 시각적 요소를 통해 인간의 성향과 운세, 내면의 상태를 해석하려 했던 전통 인문학적 체계로, 동아시아를 중심으로 오랜 역사와 철학적 기반을 지닌 학문입니다. 조선시대의 《관상보감(觀相寶鑑)》과 같은 고전 문헌에서는 이마·눈·코·입·턱 등 얼굴의 각 부위가 상징하는 의미와 그 조화의 중요성을 체계적으로 기술했습니다. 당시에는 이를 인재 선발, 혼인 결정 등 사회적 판단의 준거로 활용하기도 했습니다. 비록 현대의 과학적 기준으로는 경험적 해석의 영역으로 분류되지만, 관상학은 인간 이해의 문화적 도구이자 사회적 지식 체계로 기능했습니다.

오늘날 관상학은 학문적 영역보다는 문화·심리학적 관점에서 재해석되고 있습니다. 얼굴의 조화와 비율은 단순한 미적 완성도를 넘어, 타인에게 신뢰감과 안정감을 전달하는 비언어적 신호(Nonverbal Cue) 로 작용합니다. 눈, 코, 입, 턱의 비례가 균형을 이룰 때 '호감형 인상'으로 인식되는 이유가 여기에 있습니다. 즉, 얼굴의 구조적 조화는 사회적 관계 형성, 자기 이미지(self-image), 더 나아가 심리적 자신감(psychological confidence)과 직접적으로 연결됩니다.

현대의 '이상적 얼굴형'은 미의 절대적 기준을 따르기보다, 개인의 개성과 자연스러움을 유지하면서 긍정적인 인상을 주는 얼굴로 정의됩니다. 이는 관상학이 강조한 "얼굴의 균형이 곧 운의 흐름을 만든다"는 사상과도 궤를 같이합니다. 즉, 고대의 관상학이 운명을 해석하는 시도였다면, 현대의 얼굴 분석은 심리적 안정감과 커뮤니케이션 효율성을 높이는 실용적 접근으로 발전한 셈입니다.

관상학에서는 얼굴을 상정(上停)·중정(中停)·하정(下停) 의 세 영역으로 구분합니다. 이마(상정)는 조상운과 성장기의 기반을, 눈썹부터 코끝까지의 중정은 사회적 활동기와 인생의 전성기를, 코 아래부터 턱까지의 하정은 말년의 복과 자식운을 상징합니다. 세 구역의 비율이 조화를 이룰수록 '운이 흐르는 얼굴', 즉 복상(福相) 으로 해석되었습니다.

흥미로운 점은 이러한 고전적 분류가 현대 안면미학(Facial Aesthetics)에서 제시하는 이상적 비율과 상당히 일치한다는 사실입니다. 현대 성형외과에서는 정면에서 보았을 때 이마-코끝-턱 끝 의 삼등분 비율이 균형을 이룰 때 가장 안정적인 얼굴로 평가합니다. 측면에서는 E-line(Esthetic Line) 상에서 입술이 약간 후방에 위치할 때 가장 자연스럽고 조화로운 형태로 간주됩니다. 결국, 관상학의 "상·중·하정의 균형" 개념은 현대 의학에서도 미학적 비율의 근거로 계승되고 있는 것입니다.

최근 미용의학에서는 단순한 외형 교정이 아닌, '이미지 기반 안면 조화 성형(Image-Based Facial Harmonization)' 이라는 개념이 주목받고 있습니다. 이는 관상학의 철학을 현대 의학 기술과 접목한 접근으로, 개별 부위를 과도하게 바꾸기보다 얼굴 전체의 인상과 감정의 흐름을 유기적으로 조율하는 방식을 지향합니다. 예를 들어, 날카로운 눈매를 완화해 부드럽고 온화한 인상을 주거나, 과도한 하악선을 정리해 얼굴의 긴장감을 줄이는 시술이 이에 해당합니다. 이러한 변화는 외형적인 개선을 넘어 심리적 안정감, 대인관계에서의 신뢰감, 자기 확신의 회복으로 이어질 수 있습니다.

이러한 접근을 바탕으로 발전한 개념이 바로 관상성형(Physiognomic Aesthetic Surgery)입니다. 이는 관상학의 원리를 현대 미용의학적 기술과 융합하여, 개인의 인상과 사회적 이미지를 통합적으로 설계하는 맞춤형 성형 전략입니다. 즉, 눈·코·턱 등 개별 부위의 수정에 집중하기보다, 전체적인 얼굴의 조화·비율·표정의 흐름을 고려한 정밀한 설계를 핵심으로 합니다. 이를 통해 외형적 만족도를 높이는 동시에, 심리적 안정감과 자기 신뢰, 사회적 호감도를 함께 강화할 수 있습니다.

결국, 관상학의 '상·중·하정의 균형'은 오늘날의 안면 조화와 심리적 안정의 미학으로 이어지고 있습니다. 이는 시대가 바뀌어도 아름다움의 본질이 균형, 자연스러움, 그리고 내면의 조화에 있음을 보여줍니다. 즉, 얼굴의 미(美)란 단순히 형태의 문제가 아니라, 조화로운 구조 속에서 드러나는 정서적 안정감과 인간적 따뜻함의 표현이라 할 수 있습니다.

'관상성형(Physiognomic Aesthetic Surgery)'이라는 개념은 다소 생소하게 들릴 수 있으나, 실제로는 이미 많은 사람들이 이러한 철학에 기반한 시술을 선택하고 있습니다. 이는 단순한 미용 목적이 아니라, 자신에게 어울리는 인상, 즉 호감형 얼굴을 구현하기 위한 과정이라 할 수 있습니다. 최근에는 '동안', '단정한 이미지', '신뢰감 있는 분위기' 등 긍정적 사회 인상을 형성하려는 경향이 증가하면서, 미용의학의 흐름 또한 자연스러움과 균형 중심으로 변화하고 있습니다.

관상성형의 핵심은 극적인 변화보다 조율과 균형에 있습니다. 무분별한 크기 확대나 인위적 교정이 아닌, 개인의 얼굴 구조·피부결·표정의 흐름에 맞춘 세밀한 설계가 필요합니다. 지나치게 짙은 쌍꺼풀이나 과도하게 높인 코처럼 얼굴의 중심 균형을 무너뜨리는 시술은 오히려 인공적 인상을 줄 수 있습니다. 따라서 관상성형은 '첨가의 미학'이 아닌 '균형의 미학', 즉 본래의 개성을 살리면서 자연스러운 인상 개선을 추구하는 접근입니다.

결국 성형은 새로운 얼굴을 만드는 행위가 아니라, 본래의 장점을 극대화하고 자신을 더욱 긍정적으로 인식하도록 돕는 과정입니다. 이는 단순한 외형적 변화가 아니라, 심리적 안정감과 자기 확신의 회복을 가능하게 합니다. 자연스러운 표정의 흐름과 감정의 전달력은 인위적인 외모보다 타인에게 훨씬 깊은 신뢰와 호감을 형성합니다.

따라서 관상성형은 의료적 교정 행위를 넘어선 통합적 이미지 디자인 전략이라 할 수 있습니다. 즉, 외형적 아름다움과 내면적 인상의 균형을 통해 '자연스럽게 아름다운 얼굴'을 구현하는 접근법입니다. 이는 곧 '새로운 나'를 만드는 것이 아니라, '나다운 아름다움'을 회복하는 과정이며, 현대 미용의학이 추구해야 할 궁극적인 방향이라 할 수 있습니다.

"외모가 바뀌면 인생이 달라진다"는 말은 문자 그대로의 의미보다는, 심리적·사회적 변화의 상징적 표현으로 이해해야 합니다. 관상성형은 운명을 바꾸는 마법이 아니라, 자기 인식(Self-Perception) 과 자존감(Self-Esteem) 을 회복하는 과정입니다. 외형의 변화는 시각적 수준을 넘어, 자기 만족감과 자신감의 상승으로 이어집니다. 거울 속 자신의 얼굴을 긍정적으로 인식할 때, 그 정서적 변화는 행동과 태도의 변화를 이끌어내며, 이는 사회적 관계와 삶의 방향성에 실질적인 변화를 유도합니다.

결국 "운이 좋아졌다"는 말은 외형이 아니라 내면의 태도와 행동 양식의 변화에서 비롯된 결과로 볼 수 있습니다. 자신의 얼굴에 대한 만족은 심리적 안정과 사회적 자아의 긍정적 형성을 돕습니다. 따라서 관상성형의 본질은 외형 자체의 변화보다, 내면의 회복력과 자기 신뢰를 강화하는 심리적 효과에 있습니다.

얼굴은 세상과 자신을 연결하는 가장 첫 번째 커뮤니케이션의 장입니다. 매일 거울 속 자신을 긍정적으로 바라볼 수 있을 때, 하루를 대하는 태도와 감정의 결이 달라집니다. 이는 단순히 '예뻐졌다'의 차원을 넘어, 삶을 대하는 방식과 자기 표현의 방향을 바꾸는 힘으로 작용합니다.

관상성형은 단순히 외모를 바꾸는 것이 아니라, 심리적 안정감과 정체성의 조화로운 회복을 돕는 하나의 선택지입니다. 모든 사람에게 필요한 것은 아니지만, 변화를 원한다면 무리한 교정보다 자연스럽고 균형 잡힌 방향의 개선이 바람직합니다. 이러한 접근이야말로 외형적 미와 내면의 평형이 만나는, 건강하고 지속 가능한 자기 변화의 본질적 형태라 할 수 있습니다.

7-2

변화된 외모, 변화된 자존감

최근 사회 전반에서 '작은 얼굴형'에 대한 관심이 지속적으로 확대되고 있습니다. 특히 SNS와 영상 매체를 통해 노출되는 연예인 및 인플루언서들의 얼굴형은 대체로 정제된 V라인 구조와 선명한 이목구비라는 특성이 있습니다. 이러한 시각적 이미지가 대중의 인식 속에서 하나의 미적 표준(Aesthetic Norm) 으로 자리 잡고 있습니다. 문제는 이 같은 시각 자극이 반복될수록 개인이 자신의 외모를 타인과 비교하는 비교 인지 메커니즘(Comparative Cognition) 이 강화된다는 점입니다. 이러한 과정은 단순한 호기심이나 부러움을 넘어, 자기 인식(Self-perception) 과 자존감(Self-esteem) 에 직접적인 영향을 미치는 심리적 요인으로 작용할 수 있습니다.

'작은 얼굴'에 대한 열망은 단순한 외형 개선의 욕구가 아니라, 사회적 승인(Social Approval) 과 정서적 안정감(Emotional Security) 을 추구하는 무의식적 동기와 연결되는 경우가 많습니다.

"얼굴이 작아지면 더 아름다워질까?", "외모가 달라지면 사람들의 평가도 바뀔까?"와 같은 질문은 결국 타인의 시선에 자신의 가치를 의존하는 심리적 경향을 반영합니다. 현대 사회에서 외모는 종종 사회적 인정(Social Recognition) 과 자기 효능감(Self-efficacy) 의 척도로 오인되지만, 외형의 변화가 반드시 내면의 자존감 향상으로 이어지는 것은 아닙니다.

심리학 연구에 따르면, 외모 개선을 통한 만족감은 일시적이며, 시간이 지나면 새로운 불만족 요인으로 대체되는 경향이 있습니다. 이는 근본적으로 외형의 문제가 아니라 자기 인식의 왜곡(Distorted Self-perception) 과 비교 중심적 사고(Comparative Thinking) 에서 비롯됩니다. 예를 들어, 얼굴 크기에 대한 콤플렉스를 해소한 후에도 눈, 코, 피부 등 다른 부위에 대한 결핍감을 느끼는 경우가 많습니다. 이러한 현상은 '외모' 자체보다는 자신을 바라보는 내적 시각과 심리 구조의 재정립이 선행되어야 함을 시사합니다.

물론 외모 관리 자체는 부정적인 행위가 아닙니다. 적절한 자기 관리(Self-care) 는 신체적 건강과 심리적 안정 모두에 긍정적인 영향을 주며, 자기 존중(Self-respect) 을 실천하는 한 방식이 될 수 있습니다. 피부 관리,

규칙적인 운동, 충분한 수면, 영양 균형 등은 자기 효능감(Self-efficacy) 을 향상시키는 건강한 생활 습관으로 평가됩니다. 다만 이러한 관리의 기준은 '타인의 평가'가 아닌 '자기 기준(Self-standard)' 에 근거해야 합니다.

비교 중심의 미적 가치관은 본질적으로 끝이 없습니다. 사회가 제시하는 '이상적 얼굴형' 은 시대와 문화에 따라 지속적으로 변하기 때문입니다. 반면, 자신이 스스로 정의한 아름다움의 기준은 상대적이지 않습니다. 즉, 타인과의 비교를 통해 얻는 불안정한 만족감이 아니라, 자신이 진정으로 좋아하는 자신의 모습을 발견할 때 비로소 지속 가능한 자신감(Sustainable Confidence) 이 형성됩니다.

결국 '작은 얼굴'이라는 개념은 단순한 미적 기준이 아니라, 현대 사회가 만들어낸 외모 중심적 인식 구조(Physical Appearance-oriented Perception) 를 상징합니다. 따라서 보다 건강한 자기 관리는 사회가 제시한 기준에 자신을 맞추는 것이 아니라, 자신에게 적합한 조화롭고 균형 잡힌 자기 이미지(Self-image) 를 확립하는 과정이어야 합니다. 이러한 접근일 때 외형의 변화는 단순한 시각적 개선이 아닌, 자기 신뢰(Self-trust) 와 심리적 안정(Psychological Stability) 을 강화하는 내면적 성장으로 이어질 수 있습니다.

한편, 디지털 기술의 발전으로 카메라 필터와 셀카 애플리케이션의 보정 기능은 현실을 초월한 이상화된 이미지를 손쉽게 구현하게 되었습니다. 이로 인해 '현실의 얼굴'과 '디지털상의 얼굴' 간의 인지적 괴리(Perceptual Gap) 가 심화되며, 이는 외모 인지 왜곡(Body Image Distortion) 으로 이어질 수 있습니다. 결과적으로, 실제 자신의 얼굴을 볼 때 낯설거나 실망스러운 감정을 느끼는 것은 자연스러운 심리적 반응입니다. 이럴 때는 주기적으로 보정 없는 자신의 얼굴을 거울로 마주하며 자연스러운 표정과 감정을 관찰하는 '자기 인식 회복(Self-recognition Practice)' 이 도움이 됩니다. 이는 왜곡된 자기 이미지를 교정하고, 현실적 자기 수용으로 회복시키는 중요한 심리적 과정입니다.

또한 외모 불만의 원인이 실제 신체적 요인인지, 혹은 감정적 스트레스의 외적 투사(Projection) 인지를 구분하는 것도 필요합니다. 불안, 무력감, 우울 등의 내면적 감정은 종종 외모 불만의 형태로 표현되며, 이는 과도한 자기 비판(Self-criticism) 으로 이어집니다. "내가 못생겨서 일이 잘 안 되는 것 같아"라는 사고 패턴은 실제 문제의 본질이 외모가 아닌, 자존감 저하(Self-esteem Decline) 와 감정 조절의 어려움(Emotion Dysregulation) 에 있음을 시사합니다. 이 경우 외형적 교정보다는 정서적 회복과 자기 수용(Self-acceptance) 을 우선하는 것이 보다 근본적인 해결책이 됩니다.

물론 의료적 시술이나 성형적 접근이 심리적 회복과 자신감 강화에 실질적인 도움을 줄 수 있는 경우도 존재합니다. 장기간의 콤플렉스 해소나 자기 이미지 개선을 위한 선택은 개인의 자율적 결정으로 존중되어야 하며, 심리적 복원력(Psychological Resilience) 의 회복 과정으로 기능할 수도 있습니다. 다만 이러한 변화를 선택하기 전, 외형적 교정이 내면의 성장으로 이어질 수 있는지에 대한 자기 성찰(Self-reflection) 이 반드시 동반되어야 합니다. 외형적 변화와 심리적 성숙이 함께 이루어질 때, 비로소 지속 가능한 만족감과 자신감을 얻을 수 있습니다.

'작은 얼굴'이나 '더 나은 외모'에 대한 열망은 인간의 본능적인 자기 표현 욕구(Self-expression Drive) 로 이해할 수 있습니다. 이 욕구가 자신을 가꾸는 긍정적 동기로 작용한다면, 이는 정서적 안정감(Emotional Stability) 과 자기 효능감을 높이는 건강한 자기 관리로 이어집니다. 반면, 그 욕망이 자기 부정(Self-denial) 으로 전환되거나 끊임없는 비교와 결핍감으로 이어질 경우, 이는 심리적 과부하(Psychological Overload) 의 신호로 인식해야 합니다. 이럴 때는 외적 변화보다 내면의 회복(Inner Restoration) 과 자기 수용을 우선하는 것이 바람직합니다.

심리학적으로 자기 사랑(Self-compassion) 이란, 완벽하지 않은 자신을 비난하지 않고 따뜻하게 수용하는 태도를 의미합니다. 즉, 완벽히 정제된 사진 속 모습만이 아니라, 피로하거나 무기력한 날의 표정까지도 '나'의 일부로 인정하는 것입니다. 이러한 자기 수용은 단순한 외형 개선보다 더 깊은 차원에서 정서적 안정과 자기 존중(Self-respect) 을 강화하며, 이는 진정한 의미의 '아름다움'으로 이어집니다.

결국 외모는 변할 수 있지만, 진정한 아름다움은 자기 인식의 전환에서 비롯됩니다. 이는 필터나 조명으로 가공된 인위적 이미지가 아니라, 있는 그대로의 자신을 존중할 수 있는 심리적 성숙의 결과입니다. 따라서 건강한 자기 인식은 "나는 지금 이대로 괜찮다"는 확신에서 출발합니다. 이 확신이 내면에 자리 잡을 때, 우리는 외모의 변화와 상관없이 스스로에게 당당하고 안정된 존재로 설 수 있습니다.

7-3

일상에서의 관리와 유지 방법

현대 사회에서는 SNS와 미디어의 영향으로 입체적이고 작아 보이는 얼굴형이 미의 기준으로 자리 잡고 있습니다. 그러나 이러한 인상은 시술이나 메이크업만으로 만들어지는 것이 아니라, 생활 습관과 자세, 식습관, 수면, 스트레스 등 일상적인 요인에 의해 크게 좌우됩니다.

특히 한쪽 저작 습관, 턱을 괴는 자세, 장시간 스마트폰 사용 등은 얼굴 비대칭과 부기, 처짐을 유발하며, 수면 부족이나 염분 과다 섭취, 스트레스 역시 순환 장애를 일으켜 얼굴이 커 보이게 합니다. 반면, 충분한 수면과 균형 잡힌 영양, 림프 마사지, 규칙적 관리 습관은 탄력 개선과 윤곽 정리에 도움을 줍니다.

습관 교정과 자세 유지

일상 속 무의식적인 행동 중 상당수는 얼굴형의 균형과 윤곽 형성에 직접적인 영향을 미칩니다. 특히 10대 후반에서 20대 초반과 같이 안면 골격과 근육 구조가 아직 완전히 고정되지 않은 시기에는, 잘못된 습관이 장기간 지속될 경우 안면 비대칭이나 윤곽 변형으로 이어질 가능성이 높습니다. 이러한 변화는 한 번 고착되면 교정이 쉽지 않기 때문에, 조기에 인지하고 관리하는 것이 중요합니다.

가장 대표적인 예로 턱을 괴는 습관을 들 수 있습니다. 턱을 장시간 한쪽으로 지탱하면 지속적인 압박으로 인해 해당 부위 근육의 비대화와 골격 변형이 발생할 수 있으며, 결과적으로 얼굴의 비대칭을 유발합니다. 특히 공부나 스마트폰 사용 시 무의식적으로 턱을 괴는 자세는 턱관절 불균형 및 하악선 변형의 주요 원인이 됩니다. 단순히 편안하다는 이유로 반복되는 자세가 시간이 지나면 안면 비율과 윤곽선의 왜곡으로 이어질 수 있습니다.

또한 이를 꽉 무는 습관(Bruxism) 역시 얼굴형 변화에 중요한 영향을 미칩니다. 긴장, 스트레스, 불안 등 심리적 요인으로 인해 교근(저작근)에 과도한 긴장이 지속되면 하악각 부위가 과도하게 발달하여 얼굴이 각져 보이거나 광대가 돌출된 듯한 인상을 줄 수 있습니다. 특히 수면 중 이갈이가 있는 경우 본인은 자각하지 못하는 사이 근육 비대와 턱관절 통증, 아침 두통이 동반될 수 있으므로, 이러한 증상이 반복된다면 전문 진단이 필요합니다.

잘못된 습관은 단순히 얼굴에 국한되지 않고, 자세 전체의 불균형으로 확장될 수 있습니다. 장시간 고개를 한쪽으로 기울이거나 등을 구부린 채 앉는 자세는 목·어깨·척추의 정렬을 흐트러뜨리며, 이로 인해 얼굴의 근육 사용량이 좌우로 불균형해집니다. 이러한 패턴이 지속되면 한쪽은 부어 보이고, 반대쪽은 처져 보이는 비대칭적 안면 구조가 형성될 수 있습니다. 또한, 한쪽으로만 눕거나 엎드려 자는 습관 역시 얼굴 비율의 변화를 가속화시키는 요인으로 작용합니다.

따라서 올바른 얼굴형 유지를 위해서는 무엇보다 생활 습관 교정과 자세 관리가 선행되어야 합니다. 턱을 괴고 싶을 때는 손을 아래로 내려놓거나 등받이에 몸을 기대어 하중을 분산시키고, 공부나 업무 시에는 정면을 향해 시선을 맞추는 중심 정렬 자세(Central Alignment Posture) 를 유지하는 것이 좋습니다. 또한 수면 시에는 정자세(仰臥位) 로 누워 자는 습관을 들이고, 베개 높이를 조절하여 목과 어깨의 긴장을 완화함으로써 근육 균형과 림프 순환을 함께 개선할 수 있습니다.

이처럼 사소한 습관의 교정이 꾸준히 이루어질 때, 얼굴형의 비대칭과 불필요한 윤곽 변화는 예방할 수 있으며, 보다 조화롭고 안정된 안면 구조(Facial Harmony) 를 유지할 수 있습니다.

식습관과 붓기 관리

얼굴 부종(Facial Edema)은 단순한 일시적 현상이 아니라, 식습관과 체내 수분·염분 균형의 불균형에서 비롯되는 생리적 반응입니다. 특히 과도한 나트륨 섭취는 체내 삼투압 조절 기전에 직접적인 영향을 미쳐 얼굴 붓기의 주요 원인이 됩니다.

짠 음식을 섭취하면 체내 염분 농도가 높아지고, 이를 희석하기 위해 조직 내 수분 저류(Water Retention) 가 발생합니다. 이때 림프 순환이 원활하지 않으면 수분이 얼굴 부위에 정체되어, 특히 눈 주위·볼·턱선 등에 부기가 집중적으로 나타납니다. 라면, 튀김류, 가공육, 간장 절임류 등 나트륨 함량이 높은 식품은 이러한 현상을 가속화시킵니다. 장기적으로는 단순한 부종을 넘어 피부 탄력 저하, 혈류 순환 장애, 칙칙한 안색으로 이어질 수 있어 주의가 필요합니다.

또한 단단한 음식(High-Chewing Foods) 의 과도한 섭취 역시 얼굴형 변화에 영향을 미칩니다. 껌, 오징어, 쥐포 등 저작력이 많이 필요한 음식은 저작근(Masseter Muscle) 을 과도하게 사용하게 만들어, 시간이 지나면 해당 근육이 비대해지고 하악각 부위가 발달합니다. 결과적으로 얼굴이 넓거나 각져 보이는 인상을 줄 수 있으며, 특히 둥근 얼굴형이나 V라인을 선호하는 경우에는 이러한 식습관이 윤곽 교정의 방해 요인이 될 수 있습니다.

그러나 지나치게 부드러운 음식만 섭취하는 것도 바람직하지 않습니다. 중요한 것은 식감의 다양성과 영양의 균형입니다. 단단한 음식 섭취를 줄이는 동시에, 섬유질이 풍부한 채소와 과일, 단백질이 포함된 식단을 유지하면 소화 기능이 개선되고 림프 순환이 원활해져 부기 예방에 도움이 됩니다.

아침에 따뜻한 물이나 레몬수를 섭취하는 것은 체내 노폐물 배출을 촉진하고 신진대사를 활성화하는 간단한 방법입니다. 또한 염분 섭취를 줄이기 위한 실천적 접근으로는 조미료 사용을 최소화하고, 간장을 대체할 저염 소스나 허브 향신료를 활용하는 것이 효과적입니다.

결론적으로, 얼굴 붓기와 윤곽 유지를 위한 핵심은 단기적인 해독 요법이 아니라 염분·수분 균형 조절과 지속적인 식습관 개선입니다. 균형 잡힌 영양 섭취와 꾸준한 순환 관리가 병행될 때, 얼굴의 부기 감소뿐 아니라 피부의 생기와 윤곽선의 선명도까지 함께 개선될 수 있습니다.

림프 마사지와 경락 자극

림프 마사지는 안면 윤곽 정리 및 부기 완화(Facial Contouring & Edema Reduction) 에 효과적인 대표적 비수술적 관리 방법입니다. 특히 아침 시간대에 얼굴이 자주 붓는 사람에게는 림프 순환 촉진(Lymphatic Drainage Promotion) 을 통한 붓기 완화와 피부 탄력 개선에 유의미한 도움이 됩니다. 전문적인 장비 없이도 손을 이용한 간단한 자가 관리(Self-manual Massage) 로 충분히 실천할 수 있으며, 규칙적인 습관화가 핵심입니다.

마사지의 핵심은 림프절(Lymph Node) 이 위치한 주요 부위를 따라 부드럽고 일정한 압력으로 자극하는 것입니다. 먼저 얼굴 부위에서는 귀 밑에서 턱선을 따라 내려오는 경로를 중심으로 마사지합니다. 손가락 끝이나 전용 롤러를 이용해 귀 밑 → 턱 끝 방향으로 가볍게 쓸어내리듯 움직이며, 과도한 압력보다는 지속적이고 유연한 터치가 중요합니다. 강한 자극은 오히려 미세혈관 손상이나 부종을 유발할 수 있으므로 피해야 합니다.

다음 단계는 턱선에서 목, 그리고 쇄골(Clavicle) 부위로 이어지는 림프 배출 경로를 따라 자극을 주는 것입니다. 이는 얼굴 부위의 노폐물과 정체된 수분이 하행 림프 경로(Descending Lymph Pathway) 를 통해 자연스럽게 배출될 수 있도록 돕는 과정입니다. 특히 쇄골 아래 중앙부(쇄골 상부 오목; Supraclavicular Fossa) 는 림프 순환의 '배출 통로' 역할을 하는 중요한 부위로, 이 부위를 충분히 풀어주는 것이 전체 순환 개선의 관건입니다.

시술 빈도는 하루 2회, 아침과 저녁이 이상적입니다. 아침에는 수면 중 정체된 체액을 배출시켜 붓기 완화 및 순환 활성화에 도움을 주고, 저녁에는 하루 동안 쌓인 피로물질과 노폐물을 제거해 안면 긴장 완화 및 피부 회복력 강화에 긍정적인 영향을 미칩니다.

마사지 수행 시에는 반드시 청결한 손 상태 유지가 선행되어야 하며, 피부 자극을 줄이기 위해 페이셜 오일·크림·세럼 등을 소량 도포하여 손의 마찰을 최소화하는 것이 좋습니다. 또한 거울을 보며 시행하면 마사지 동작의 정확도를 높이고, 얼굴선의 좌우 균형이나 표정 변화를 스스로 인식하며 조정할 수 있습니다.

초기에는 낯설게 느껴질 수 있으나, 일정 기간이 지나면 개인 맞춤형 루틴(Personalized Routine) 이 형성되어, 스스로 얼굴의 상태—예컨대 어느 부위가 붓거나 경직되었는지—를 판단할 수 있게 됩니다. 이러한 자기 인식(Self-awareness) 은 장기적인 관리의 지속성과 효과를 높이는 핵심 요인입니다.

결국 림프 마사지는 단기간의 미용 목적이 아닌, 지속적인 순환 관리 및 근막 이완(Fascial Relaxation) 을 통한 안면 균형 회복의 과정입니다. 하루 5분이라도 꾸준히 시행하면 턱선이 정돈되고, 얼굴 전반의 윤곽이 자연스럽게 개선되는 변화를 경험할 수 있습니다. 지속적 관리와 올바른 테크닉의 결합이야말로, 림프 마사지의 진정한 효과를 극대화하는 핵심입니다.

피부 보습과 자외선 차단

피부 탄력(Elasticity)을 유지하기 위한 가장 기본적이면서도 효과적인 방법은 충분한 수분 공급(Hydration) 입니다. 체내 수분은 피부 세포의 구조적 안정성을 유지하고, 표피층(Epidermis)의 건조를 방지하는 핵심 요소로 작용합니다. 하루 동안 일정량의 물을 꾸준히 섭취하면 피부 내부의 수분 함량이 안정적으로 유지되어 탄력 저하 및 미세 주름(Formation of Fine Wrinkles) 을 예방할 수 있습니다. 갈증을 느꼈을 때 한꺼번에 물을 마시는 것보다, 일정 간격으로 소량씩 섭취하는 것이 보다 효과적인 수분 유지 방법입니다.

내부 수분 공급과 더불어 외부 보습(Topical Moisturization) 도 병행되어야 합니다. 세안 후 수분이 증발하기 전에 즉시 보습제(Moisturizer) 를 도포함으로써, 피부 표면의 수분 증발을 최소화하고 수분 장벽(Skin Barrier) 을 강화할 수 있습니다. 특히 환절기나 겨울철과 같이 습도가 낮은 환경에서는 피부의 수분 손실(Transepidermal Water Loss, TEWL)이 증가하므로,

히알루론산(Hyaluronic Acid), 세라마이드(Ceramide), 글리세린(Glycerin) 등의 보습 성분이 함유된 제품을 사용하는 것이 권장됩니다.

자외선 차단(UV Protection)은 계절과 기상 조건에 관계없이 반드시 실천해야 할 핵심적인 피부 관리 요소입니다. 자외선 A(UVA)는 피부 진피층(Dermis)까지 침투하여 콜라겐 및 엘라스틴 섬유를 손상시키며, 이는 피부 탄력 저하와 주름 형성의 주요 원인이 됩니다. 반면 자외선 B(UVB) 는 표피층에 영향을 주어 색소 침착과 홍반(Erythema)을 유발합니다. 흐린 날씨나 실내에서도 일정량의 자외선이 피부에 도달하므로, 매일 SPF 및 PA 지수가 적절히 포함된 자외선 차단제(Sunscreen)를 사용해야 합니다.

또한 각질 관리(Exfoliation) 는 보습 및 탄력 유지에 있어 간과할 수 없는 과정입니다. 과도하게 축적된 각질층은 보습제의 흡수를 방해하고, 피부의 투명도와 유연성을 저하시킵니다. 따라서 주 1회 정도의 저자극 각질 제거(Exfoliation Therapy) 를 통해 노폐각질을 제거하고, 피부의 재생 주기(Turnover Cycle)를 정상화시키는 것이 좋습니다. 단, 과도한 빈도나 강한 물리적 마찰은 피부 장벽 손상(Skin Barrier Damage) 및 예민 반응을 유발할 수 있으므로 주의가 필요합니다.

요약하자면, 피부 탄력을 유지하는 핵심은 내부 수분 보충과 외부 보습, 지속적인 자외선 차단, 그리고 적절한 각질 관리의 병행입니다. 이러한 관리가 꾸준히 이루어질 때, 피부는 촉촉함과 탄력을 동시에 유지하며, 장기적으로 피부 노화(Photodamage 및 Intrinsic Aging) 를 예방할 수 있습니다.

전신 건강과 내면의 균형

안면 윤곽과 피부 컨디션은 국소적 관리(Local Treatment) 만으로 완성되지 않습니다. 얼굴의 구조적 균형과 탄력은 신체 전반의 건강 상태와 밀접하게 연관되어 있으며, 전신 순환(Whole-body Circulation), 내장 기능(Visceral Function), 호르몬 밸런스(Hormonal Balance) 등의 내적 요인이 얼굴의 인상과 라인 유지에 결정적인 영향을 미칩니다.

우선, 아침 루틴 관리(Morning Detox Routine) 는 체내 순환을 촉진하는 간단하면서도 효과적인 방법입니다. 기상 직후 따뜻한 물이나 레몬수(Warm Lemon Water) 를 섭취하는 습관은 수면 중 정체된 노폐물의 배출을 돕고, 신진대사(Metabolism)를 활성화하여 얼굴의 부기 완화 및 피부 혈류 개선에 기여합니다. 또한, 하루 동안 일정한 간격으로 수분을 섭취하는 것은 피부 수분 보유력(Hydration Retention) 과 탄력 유지에 필수적인 요소입니다.

식습관(Nutritional Habit)은 피부와 윤곽선 유지에 직접적인 영향을 미칩니다. 항산화 물질(Antioxidants) 이 풍부한 식품은 활성산소

(Free Radicals)에 의한 세포 손상을 억제하여 피부 노화(Photodamage 및 Oxidative Aging)를 늦추는 데 도움을 줍니다. 블루베리, 아몬드, 호두 등의 견과류는 대표적인 항산화 식품이며, 비타민 E와 폴리페놀(Polyphenols) 함량이 높아 피부 탄력 유지에 효과적입니다. 또한 불포화지방산(Unsaturated Fatty Acids) 이 풍부한 올리브유나 아보카도는 피부 장벽(Skin Barrier)을 강화하고 수분 손실을 최소화해, 건조함과 처짐을 예방합니다.

내장 건강(Internal Organ Health) 역시 얼굴 상태에 직접적인 신호를 보냅니다. 간(Liver), 신장(Kidney), 장(Intestine)의 기능 저하는 피지 분비 이상, 트러블, 붓기, 안색 저하 등으로 이어질 수 있습니다. 예를 들어, 간 기능이 저하되면 해독 과정이 지연되어 피부에 염증이 나타나고, 장내 환경이 불균형할 경우 독소가 체내에 재흡수되어 안색이 탁해질 수 있습니다. 따라서 식이섬유(Fiber) 섭취를 늘리고, 가공식품(Processed Food) 과 고당분 식품의 섭취를 줄이는 것이 중요합니다. 여기에 규칙적인 수면 패턴(Regular Sleep Cycle)은 호르몬 분비 리듬(Hormonal Rhythm) 을 안정시켜, 피부 재생력(Skin Regeneration)을 높이는 핵심 요인으로 작용합니다.

결국, 작은 얼굴형과 건강한 인상은 외적인 교정이 아니라 신체 내부의 균형(Homeostasis)과 심리적 안정(Psychological Stability) 에서 비롯됩니다. 체내 순환, 영양, 수면, 스트레스 관리가 조화롭게 유지될 때, 얼굴의 윤곽은 자연스럽게 정돈되고 피부는 생기와 탄력을 회복합니다. 이는 미용적 접근의 한계를 넘어, 전인적 아름다움(Holistic Beauty) 을 완성하는 근본적 기반이라 할 수 있습니다.

스트레스와 심리적 안정

'작은 얼굴'에 대한 관심은 자연스러운 심리적 현상이지만, 그 관심이 지속적인 긴장과 자기비판(Self-criticism) 으로 이어질 경우, 오히려 얼굴과 전신 건강에 부정적인 영향을 미칠 수 있습니다. 특히 불안감이나 완벽주의 성향으로 인해 항상 표정을 통제하려 하거나 얼굴 근육에 힘을 주는 습관이 생기면, 안면 근육의 과도한 수축(Excessive Facial Muscle Contraction) 이 발생합니다. 이러한 반복적 긴장은 특정 근육의 비대칭적 발달을 초래해, 시간이 지나면 얼굴 윤곽이 한쪽으로 치우치거나 표정이 경직되어 보일 수 있습니다.

심리적 스트레스는 단순히 정서적 불편감에 그치지 않고, 신경내분비 시스템(Neuroendocrine System) 과 자율신경계(Autonomic Nervous System) 의 균형에도 직접적인 영향을 줍니다. 스트레스가 지속되면 세로토닌(Serotonin)과 도파민(Dopamine) 같은 안정 호르몬의 분비가 감소하고, 교감신경(Sympathetic Nerve)의 과활성이 일어나며, 이는 말초 혈류 저하(Peripheral Circulatory Decline) 와 림프 정체(Lymphatic Stagnation)

로 이어집니다. 결과적으로 얼굴이 자주 붓거나, 안색이 탁해지고, 피로해 보이는 인상이 강화될 수 있습니다.

따라서 심리적 안정은 안면 균형과 인상 유지에 있어 핵심적인 내적 요인(Core Internal Factor) 입니다. 명상(Meditation), 심호흡(Deep Breathing), 가벼운 스트레칭, 규칙적인 수면 등은 자율신경의 균형을 회복시키고, 근육의 긴장을 완화하여 얼굴에 자연스러운 표정을 되찾게 합니다. 또한, 자기 인식(Self-awareness)을 바탕으로 완벽함에 대한 집착보다는 '있는 그대로의 나'를 수용하는 태도(Self-acceptance)를 기르는 것이 장기적으로 가장 효과적인 심리적 관리법이라 할 수 있습니다.

작은 얼굴을 구현하기 위한 핵심은 단순히 외적 시술이나 물리적 교정이 아니라, 정신적 안정과 자기 수용(Self-acceptance) 에 있습니다. 내면의 긴장을 완화하고 현재의 나를 긍정적으로 인식하려는 태도는 얼굴의 근육 이완, 표정의 부드러움, 시선의 안정감으로 자연스럽게 표현됩니다. 즉, '심리적 균형(Psychological Balance)'은 얼굴 인상의 질을 결정짓는 가장 본질적인 요소라 할 수 있습니다.

"조금 부어도 괜찮아."
"오늘은 피곤해서 그렇지, 내 얼굴이 달라진 건 아니야."

이처럼 자신에게 긍정적인 언어를 건네는 행위는 단순한 자기 위로를 넘어, 감정 조절(Emotional Regulation) 과 자기 확신(Self-confidence) 을 회복하는 심리적 훈련의 일부입니다. 이러한 인식의 전환은 장기적으로 스트레스를 완화하고, 얼굴의 긴장 완화를 통해 부드럽고 여유 있는 인상을 형성합니다.

물론 의료적 시술이나 전문적인 안면 관리가 보조적 도움을 줄 수는 있습니다. 그러나 그 결과를 안정적으로 유지하고, 보다 자연스럽고 건강한 아름다움을 지속하기 위해서는 일상 속 루틴(Daily Routine Management) 이 필수적입니다. 규칙적인 수면, 올바른 식습관, 충분한 수분 섭취, 스트레스 완화 활동 등은 얼굴 윤곽의 유지뿐 아니라 피부 탄력, 혈류 순환, 심리적 안정에 긍정적인 영향을 미칩니다.

결국 얼굴의 변화는 단기간의 시술로 완성되지 않습니다. 지속적 습관(Consistent Habits) 과 내면의 평정(Inner Calm) 이 누적될 때, 얼굴은 스스로 조화와 균형을 회복하며 건강한 인상으로 진화합니다. 진정한 의미의 '작은 얼굴'은 물리적 크기의 문제가 아니라, 심리적 안정과 생활의 조화가 만들어내는 자연스러운 아름다움(Holistic Facial Harmony) 입니다..

7-4

진짜 아름다움은 '균형'에서 온다

현대 사회에서는 '작은 얼굴'이 아름다움의 상징처럼 인식되는 경향이 강하지만, 실제로 호감 있는 인상을 형성하는 얼굴은 단순히 크기가 작다고 해서 완성되지 않습니다. 얼굴의 조형미는 이목구비의 비례적 조화(Proportional Harmony) 와 전체적인 균형감(Facial Balance) 에 의해 결정되며, 이는 미적 인식의 핵심 요소로 작용합니다.

눈, 코, 입, 턱선 등 각각의 개별 요소보다 중요한 것은 상호 관계적 배치(Relational Placement) 와 비율의 일관성(Consistent Proportion) 입니다. 예를 들어, 눈이 크더라도 얼굴 폭이 좁으면 답답한 인상을 줄 수 있고, 입술이 도톰하더라도 턱이 과도하게 길면 전체 조화가 무너집니다. 결국 아름다움은 개별 부위의 우열이 아니라, 각 요소가 자연스럽게 어우러질 때 완성됩니다.

사람이 타인을 '세련됐다', '예쁘다'고 인식할 때, 그 판단은 얼굴의 크기보다 시각적 균형(Balanced Impression) 에 기반하는 경우가 많습니다. 얼굴이 크더라도 눈·코·입의 비율과 위치가 안정적으로 배열되어 있고 윤곽선이 부드럽게 이어지면 충분히 조화롭고 호감 있는 인상을 줄 수 있습니다. 반면 얼굴이 작더라도 요소 간 간격이 어색하거나 표정 흐름이 불균형하면 오히려 인위적으로 느껴질 수 있습니다.

얼굴 윤곽(Facial Contour) 역시 미적 인상 형성에서 중요한 변수입니다. 두상이 작더라도 광대나 하악선이 발달하면 실제보다 얼굴이 커 보일 수 있고, 반대로 두상이 다소 크더라도 윤곽이 매끄럽고 이목구비가 중심부에 조화롭게 배치되어 있으면 세련된 인상을 줄 수 있습니다. 즉, 미의 기준은 절대적 크기(Size)가 아니라 형태적 비율(Formal Ratio) 과 시각적 안정성(Visual Symmetry) 에 있습니다.

이러한 균형감은 단순한 취향이 아닌 시지각적 안정감(Visual Stability)을 유도하는 생리적 요인으로 작용합니다. 인간의 뇌는 본능적으로 대칭성과 비율의 일관성을 '조화롭다'고 인식하며, 이는 고대 그리스 조각상과 르네상스 회화에서도 공통적으로 나타나는 미학적 원리입니다. 당시에도 '아름다움의 본질은 균형과 대칭에 있다'는 인식이 예술과 인체 비례 연구의 중심이었습니다.

한편, 오늘날 TV·SNS·광고 등 미디어를 통해 '작은 얼굴'이 절대적 미의 기준으로 반복적으로 제시되면서, 얼굴 크기에 대한 과도한 집착과 왜곡된 자기 인식(Self-perception Distortion)이 확산되고 있습니다. 그러나 이러한 현상은 보편적 기준이라기보다 사회문화적 조건이 만들어낸 미적 편향(Aesthetic Bias) 으로 이해하는 것이 타당합니다.

실제 미적 완성도는 얼굴의 크기가 아닌 비례적 조화와 구조적 균형(Structural Harmony) 에 의해 결정됩니다. 얼굴이 작더라도 이목구비의 배열이 불균형하면 인상이 어색해지고, 반대로 다소 큰 얼굴이라도 윤곽선이 부드럽고 중심축이 안정적이면 세련되고 자연스러운 인상을 형성할 수 있습니다. 예를 들어, 과도하게 갸름한 턱선이 코나 입의 비율을 깨뜨리거나, 윤곽 축소로 인해 중심부가 분산되어 보이는 경우는 미적 불균형(Loss of Harmony) 의 전형적 사례입니다.

진정한 아름다움은 수치화된 '얼굴 크기(Facial Size)'가 아니라, 얼굴 구성 요소의 유기적 통합(Integrated Facial Proportion) 에 있습니다. 눈·코·입이 자연스럽게 이어지고, 윤곽이 매끄럽게 흐를 때 우리는 그 얼굴에서 안정감과 호감을 느낍니다. 이러한 인식은 인간이 대칭(Symmetry) 과 균형(Balance) 에서 미적 쾌감을 느끼는 본능적 반응과 일치합니다.

고대 조각상이나 르네상스 초상화를 보면, 예술가들이 '대칭과 비율'을 아름다움의 핵심 원리로 여겼음을 알 수 있습니다. 시대와 문화가 달라져도 '조화로운 얼굴(Harmonized Face)' 에 대한 미학적 기준은 변하지 않았으며, 이는 인류가 본질적으로 균형 속의 미(Beauty in Balance) 를 추구한다는 사실을 보여줍니다.

결국 얼굴의 미는 '얼마나 작으냐'가 아니라 '얼마나 자연스럽고 조화롭냐'에 달려 있습니다. 미디어가 만든 인위적 기준을 그대로 따르기보다, 자신의 구조적 특성과 개성을 이해하고 자기 고유의 미적 균형(Self-harmonized Aesthetic) 을 찾아가는 것이 중요합니다. 크기보다 조화, 완벽함보다 자연스러움 — 이것이 현대 미용학이 지향해야 할 진정한 미의 방향입니다.

단 한 번의 시술을 한다면 비너스 달걀주사

초판 1쇄 인쇄 2025년 12월 10일
초판 1쇄 발행 2025년 12월 15일

지은이 김 삼

펴낸이 김환기
펴낸곳 도서출판 이른아침
주　소 경기도 고양시 덕양구 삼원로 63 고양아크비즈 927호
전　화 031-908-7995
팩　스 070-4758-0887
등　록 2003년 9월 30일 제313-2003-00324호
이메일 booksorie@naver.com

ISBN 978-89-6745-165-3 (13370)